全国高等医药卫生管理案例与实训精品规划教材

全国高等学校教材配套教程

供卫生管理及相关专业用

# 健康管理学案例与实训教程

Cases and Practical Training Course of Health Management

主 编 郭 清 王大辉

U0738506

ZHEJIANG UNIVERSITY PRESS
浙江大学出版社

图书在版编目(CIP)数据

健康管理学案例与实训教程 / 郭清,王大辉主编.
—杭州:浙江大学出版社,2016.9(2025.8重印)
ISBN 978-7-308-16189-3

Ⅰ.①健… Ⅱ.①郭… ②王… Ⅲ.①健康—卫生管
理学—教材 Ⅳ.①R19

中国版本图书馆 CIP 数据核字(2016)第 211990 号

**健康管理学案例与实训教程**

郭　清　王大辉　主编

---

| | |
|---|---|
| **策划编辑** | 张　鸽 |
| **责任编辑** | 阮海潮(ruanhc@zju.edu.cn) |
| **责任校对** | 杨利军　仲亚萍 |
| **封面设计** | 续设计 |
| **出版发行** | 浙江大学出版社 |
| | (杭州市天目山路 148 号　邮政编码 310007) |
| | (网址:http://www.zjupress.com) |
| **排　　版** | 杭州星云光电图文制作有限公司 |
| **印　　刷** | 杭州高腾印务有限公司 |
| **开　　本** | 787mm×1092mm　1/16 |
| **印　　张** | 12.25 |
| **字　　数** | 298 千 |
| **版 印 次** | 2016 年 9 月第 1 版　2025 年 8 月第 8 次印刷 |
| **书　　号** | ISBN 978-7-308-16189-3 |
| **定　　价** | 35.00 元 |

---

# 全国高等学校卫生管理专业
# 第二轮规划教材配套教程编审委员会名单

### 顾　问

张　亮

### 主任委员

郭　清　王小合

### 委　员

（以姓氏笔画为序）

及崇岩　马海燕　王大辉　任建萍　李宇阳

何华明　汪　胜　张　萌　张良吉　陈仕学

周　银　孟凡莉　黄仙红　熊　军

# 《健康管理学案例与实训教程》

## 编委会名单

**主　审**　曾　强

**主　编**　郭　清　王大辉

**编　委**（按姓氏笔画排序）

马晓蕾　王大辉　叶成荫　史　鑫

刘　畅　刘淑聪　沈　歆　陈　齐

陈　燕　邵　平　周　驰　赵发林

胡小璞　郭　清　熊　军

## 专家指导委员会

**主任委员**　曾　强

**专家委员**（按姓氏笔画排序）

王　瑜　尹　伟　帅乐耀　兰红勤

关国跃　杨丽平　肖文辉　赵　鹏

胡培英　胡德峰　徐勇勇　唐世琪

蒋红霞

# 序 言

自1985年招收第一届卫生管理专业本科生开始,我国的卫生管理本科教育已发展三十余年。围绕卫生管理本科层次的人才培养,我国几代卫生管理学者在教材建设方面做出了不懈的努力,形成了比较完整的卫生管理专业教材体系,为卫生管理人才的培养做出了重要贡献。随着我国全面深化医药卫生体制改革、建立覆盖全民基本医疗卫生制度、推进国家卫生治理体系和治理能力现代化建设、促进实现"健康中国"战略目标等各项事业的不断发展,国家对卫生管理人才的专业素养和能力的要求日益提高。为及时提升卫生管理专业本科人才培养与国家转型发展需求的耦合程度,在教育部、国家卫生和计划生育委员会的领导和支持下,由全国高等医药教材建设研究会规划,"全国高等学校卫生管理专业第二届教材评审委员会"审定,全国各医学院校知名专家教授编写,人民卫生出版社于2013—2015年陆续修订或新增出版的卫生管理专业单独使用的第二轮规划教材,已普遍用于全国高校。然而,纵观我国卫生管理教育的发展历程,仍普遍存在以教师为中心的课堂单向讲授的传统教学模式,这种模式重理论知识、轻实践操作,重知识记忆、轻独立思考,特别是缺乏运用所学理论主动发现、分析和探究解决实际问题的应用和创新能力,导致教与学、知与行、理论教学与管理实践脱节,难以达到新时期卫生管理本科专门人才培养的目标和要求。为此,近年来,全国各高等医学院校卫生管理专业在教育部《关于全面提高高等教育质量的若干意见》精神的指引下,均不同程度地开展了相关课程案例及实训教学的改革与探索。

杭州师范大学医学院卫生事业管理系作为中国医药卫生管理学院(系)院长(主任)首届论坛最早发起的6所院校及核心成员单位之一,针对上述问题并结合近年来自身卫生管理专业课程建设和教学改革的实践,在浙江省重点及优势专业"公共事业管理(卫生事业管理)"建设项目(浙教高教〔2009〕203号、〔2012〕70号)的支持和资助下,针对强化培养本专业学生敏于理论联系实际、勤于观察和学习、善于思辨和分析、勇于发现并解决卫生管理问题的综合能力和素质等方面进行了积极探索。自2014年起,该系规划、牵头并组织国内二十余所高等医学院校及相关机构活跃在本专业教研一线的中青年骨干教师,在全国第二轮卫生管理专业31门规划教材目录中首批遴选了"卫生管理与法规类"7门主干核心课程及新增目录外1门实训主干核心课程,以"案例分析与实训项目"为内容设计,编写了这套与全国卫生管理专业"十二五"规划教材的章节和知识体系相配套的8本教程:《管理学基础案例与实训教程》《社会医学案例与实训教程》《卫生事业管理学案例与实训教程》《卫生法学案例与实训教程》《卫生监督学案例与实训教程》《医院管理学案例与实训教程》《健康管理学案例与实训教程》《公共事业管理专业五大能力实训教程》(含组织协调、沟通表达、公文写作与处理、信息收集与统计分析、办公自动化五大核心技能)。

在本系列教程的编写过程中,教程编审委员会研究并确定的【学习目标】→【导入案例】→【主要知识点】→【导入案例评析】→【能力和知识拓展】→【实训与指导】的编写结构及体例,既符合学生自主学习的思维逻辑,体现学生知识和能力循序渐进、不断提升的教学及人才培养规律,又兼顾全国规划教材的章节和知识体系并加以巩固发展,同时也注重学科专业与管理技能前沿动态的扩展。其中,【学习目标】中"巩固""培养"的要求与本章主要知识点密切相关,侧重于应具备的基本能力或素质;"扩展"的要求则侧重于学科专业知识及技能、职业素养与发展、综合思辨与应用、视野与思维等方面能力的培养和提升。【主要知识点】为全国规划教材对应章的学习目标中要求"掌握"和"熟悉"的内容。【导入案例】及【导入案例评析】立足于有关课程的重点知识及其实践应用进行问题设计,联系本章主要知识点进行逐一评析、讨论并思辨解答。有些案例还预留了让学生根据具体案例材料提出若干思考问题,并进行自我评析和讨论的空间。【能力和知识拓展】侧重于拓展学生在本章知识体系框架范围内的学科专业知识与管理技能及前沿视野,提高学生的自学能力。【实训与指导】包括实训目标、实训内容与形式、实训要领、实训要求与考核等方面的指导性内容。根据本章主要知识点和能力训练与拓展内容的适宜性,该部分设计提供了案例分析材料、管理情境模拟、管理者角色扮演、开展相关调查研究或策划组织某项具体管理活动等灵活多样的实训或实战练习项目。

这套系列教程的构思及组织编写,是杭州师范大学医学院卫生管理专业近年来在课程建设、教学改革及人才培养等方面积极探索的重要结晶。该校卫生管理专业自创办以来,一直传承该校"师范教育"的教学优势和"文理渗透、艺体兼备,人文素养与科学精神和谐结合"的人才培养特色。该校在国内高校中率先启动"本科教学创一流'攀登工程'项目(2011—2015年)",稳步实施《浙江省高校课堂教学创新行动计划(2014—2016年)》,积极推进《杭州师范大学应用型人才培养提升计划(2015—2020年)》等教学改革。在这一系列教育教学改革的推动下,该校公共事业管理(卫生事业管理)专业依托浙江省A类一流学科"公共管理"建设平台,探究建立起以"教师为主导、学生为主体",课内与课外、长学期与短学期、课堂理论与实践(训)教学相结合,"宽口径、厚基础、多方向、强技能"的课程体系及新型教学模式;率先在国内高校中设置了本专业"组织协调、沟通表达、公文写作与处理、信息收集与统计分析、办公自动化"五大核心技能的实训课程群;改造升级建有"办公自动化模拟与管理实务""卫生信息技术与管理"实验(训)室;构建了"暑期一社会实践、暑期二临床见习、暑期三专业见习、暑期四专业实习",以及在校期间创业实践教学和管理体系;以培养学生成长和综合素质发展为中心,探索形成"课内任务驱动、课外科创项目带动","专业师资与学生班团、社团、学工办、教管办及校外实践教育基地交叉、融合、支撑、协同参与育人"的人才培养工作新机制。这些实践及探究为这套系列教程的编写及应用提供了基础和发展条件。

这套全国规划教材配套系列案例和实训教程按计划编写并出版,不仅是杭州师范大学卫生管理专业建设近年来部分成果的体现,更是抛砖引玉,供全国高等医学院校卫生管理及相关专业建设相互借鉴与分享。参与编写的这批年富力强的卫生管理教育学者不畏困难、勇于开拓、承前启后、继往开来,为广大卫生管理教育工作者和学生自主学习提供了难得的卫生管理实践教学案例和实训体系。其出版发行与应用,必将有助于推动全国各高校卫生管理及相关专业或方向,努力探索和实践以"学生为主体、学生自主学习、提升学生实践和探究能力"为核心的课程及教学方式的深入改革,促进形成"以教导学、以学促教、教学互动、教学相长"的教学理念及共同行动,为我国复合型、应用型及创新型卫生管理专门人才的培养发挥积极的作用和做出应有的贡献。

**全国高等学校卫生管理专业第二届教材评审委员会主任委员**

2016 年 1 月

# 目　录

笔记

笔记

笔记

笔记

# 第一章

# 概　论

学习目标

通过本章案例分析与实训练习：

巩固　健康管理的概念、服务流程等主要知识点；

培养　健康管理师应具备的基本能力；

扩展　对健康管理人才需求背景及现状的了解。

导入案例

## 健康管理人才需求现状分析及健康管理人才培养体系的建立

健康管理于20世纪末引入中国，是一门新兴交叉学科，有巨大的产业化前景。2003年非典型肺炎（SARS）危机的出现，使健康管理概念频繁进入公众视野。健康管理是以现代健康概念和中医"治未病"思想为指导，运用医学、管理学等相关学科的理论、技术和方法，对个体或群体健康状况及影响健康的危险因素进行全面连续的检测、评估和干预，实现以促进人人健康为目标的新型医学服务的过程。而健康管理师是从事健康管理工作的专业人员，从事的主要工作包括采集和管理个人或群体的健康信息、评估个人或群体的健康和疾病危险性、进行个人或群体健康咨询与指导、制订个人或群体健康促进计划、对个人或群体进行健康维护、对个人或群体进行健康教育和推广、进行健康管理技术的研究与开发、进行健康管理技术应用的成效评估。落实到健康管理的具体服务流程，健康体检是前提，健康评估是手段，健康干预是关键，健康促进是目的。

我国人口老龄化日益严重，慢性病发病率和患病率不断上升，传统医疗服务模式面临的压力持续增长。健康管理在提高全民健康素质，控制医疗费用等方面已显现出特有的优势和巨大潜力，在我国医改艰难前行的背景下，健康管理或可成为破解医改难题的有益探索。2013年10月14日，国务院印发了《国务院关于促进健康服务业发展的若干意见》，明确将健康管理与促进纳入健康服务业，拟到2020年，基本建立覆盖全生命周期、内涵丰富、结构合理的健康服务业体系。要实现这一目标，尽快填补健康管理专业人才队伍的巨大缺口至关重要。中国健康教育协会相关专家指出，美国享有健康管理服务的人口占总人口的70%，而在中国13亿人口中目前健康管理师尚不足2000名，我国健康管理师的人才缺口大约有

200万人。健康管理师在国内有巨大的市场需求,就业前景广阔;新兴的健康管理产业将有着广阔的发展空间,包括健康体检机构、医院和社区的保健部门、健康保险公司、大型企业事业单位卫生保健部门、健康教育研究机构等,也将成为各地新的经济增长点。

健康管理师职业政策的出台有力地推动了该职业在我国的发展,在这种情况下,我国医疗行业也将发生颠覆性的转变,由原来的治疗疾病向预防疾病和维护健康过渡。2005年,卫生部职业技能鉴定指导中心组织相关领域的专家启动了健康管理师国家职业的申报工作,同年,劳动和社会保障部批准将健康管理师列为卫生行业特有国家职业,有力地推动了健康管理和健康管理师职业在我国的兴起。2007年,劳动和社会保障部、卫生部共同制定了健康管理师国家职业标准。2009年,由卫生部职业技能鉴定指导中心组建了新一届"健康管理师专家委员会",进行国家职业标准制定、题库组建及教材编写,开展职业技能鉴定考试、考评技术和方法的研究,指导和评估健康管理师职业培训等。与此同时,从2005年以来,一些国家级学会相继成立了健康管理相关学术机构,如中华医学会健康管理学分会、中华预防医学会健康风险评估与控制专业委员会等,中华医学会已先后组织召开了八届中国健康产业论坛与健康管理学术会议,并创办《中华健康管理学杂志》。

为改变我国健康管理人才短缺的局面,满足市场对健康管理师人才的需求,杭州师范大学在健康管理人才培养中进行了积极、努力的探索,采用了多种层次的人才培养模式:一是积极开展短期职业教育,培养社会急需的应用型人才;二是通过本科教育,进行专业训练,培养本行业的后备人才;三是依托硕士、博士的研究生教育,培养健康管理研究型和管理型高端人才。

杭州师范大学健康管理师培训中心是首批卫生行业职业技能培训机构之一,是浙江省第一家获得卫生部职业技能鉴定指导中心批准的健康管理师职业技能鉴定考点。依托杭州师范大学医学院、"治未病与健康管理"部级重点学科、"移动健康管理系统"教育部工程研究中心等优质资源开展健康管理师培训,截至2015年5月已开展10期健康管理师职业技能培训鉴定工作,培养健康管理师1000多人。

2014年11月24日,由中国社会福利协会主办,杭州师范大学协办的养老服务专业人才实务培训班——第一届"老年健康管理师实务培训班"在杭州开班,由全国17个省(自治区、直辖市)的养老服务机构选派的50名学员参加了培训。杭州师范大学对承办此次培训高度重视,认真组织高素质师资队伍授课,通过培训使学员增长知识、增强本领,切实有效地提升服务能力,为我国养老服务业规范化、标准化建设做贡献。本次培训班通过理论、实操考核,培训合格学员将获得由中国社会福利协会、人力资源和社会保障部能力建设中心共同颁发的"老年健康管理师"专业培训证书。

除了短期的健康管理职业教育外,杭州师范大学首次建立了健康管理本—硕—博专业人才培养体系,从2007年开始招收健康管理专业硕士研究生,并于2011年成立了国内首家健康管理学院,2012年开始招收健康管理专业本科生,2014年9月第一批健康管理专业博士生正式入学,对于填补高端健康管理人才的缺口及可持续的健康管理人才培养具有深远意义,标志着我国健康管理专业人才培养已逐步进入正轨。

请思考并回答以下问题:

1. 请简述健康管理的发展背景及现状。

2. 为保证健康服务业的可持续发展,需要培养哪些类型的健康管理人才?

3. 为服务国家特殊需求,健康管理师应该具备哪些技能才能胜任相应工作?

## 主要知识点

### 一、健康管理兴起的背景及发展趋势

健康管理学源于预防医学和临床医学,是一门新兴的综合性医学学科,主要包括健康监测与评估、健康教育与健康干预、慢性病与生活方式管理、健康管理与健康保险、健康与生产力管理、健康管理与卫生技术评估等。同时,中医"治未病"的理念和实践与健康管理的主要内容可以互为补充和促进,是符合我国特色的健康管理。健康管理学理论和实践的发展对新医改形势下疾病的预防和控制,尤其是慢性非传染性疾病的防治,以及社会卫生资源的合理配置和监督评价,必将产生重大影响,已受到国内各领域专家的关注和业内人士的重视。

受西方发达国家的影响,2000年以后我国逐渐兴起以健康体检为主要形式的健康管理行业,健康管理(体检)及相关服务机构明显增多,并逐步成为健康服务领域的一个新兴朝阳产业。自2005年以来,有关学会、协会申请成立了健康管理相关学术机构,如中华医学会健康管理分会、中华预防医学会健康风险评估与控制专业委员会等;《中华健康管理学杂志》也于2007年创刊发行;多本健康管理学教材编写出版,国内也有高校成立了健康管理专业,为健康管理事业的发展提供人才保障。2013年10月,在《国务院关于促进健康服务业发展的若干意见》(国发〔2013〕40号)中,国家首次明确提出加快发展健康服务业,把提升全民健康素质和水平作为健康服务业发展的根本出发点、落脚点。这是我国健康服务业发展的纲领性指导性文件,明确了包括健康管理在内的健康服务业未来的发展方向和广阔前景。

### 二、健康管理服务需求现状

#### (一)人口现状

1. 老龄化问题凸显

我国人口老龄化发展速度惊人,且老年人口基数大,全社会日益呈现高龄化、空巢化趋势,需要照料的失能、半失能老人数量剧增。

2. 社会养老服务体系建设的任务繁重

我国社会养老服务体系建设缺乏统筹规划;社会养老服务供需矛盾突出;健康服务内容有待进一步完善;区域之间、城乡之间发展不平衡;政府投入不足,民间投资规模有

笔记

限;服务队伍专业化程度不高,行业发展缺乏后劲;国家出台的优惠政策落实不到位;服务规范、行业自律和市场监管有待加强等。

### (二)疾病现状

1. 慢性病成为中国居民健康的重要杀手

慢性病是一类病程漫长,无传染性,病理变化常具有退行性、不可逆性,不能自愈,也几乎不可能被治愈的疾病。以心脑血管病、糖尿病、癌症和慢性呼吸系统疾病等为代表的慢性病是迄今世界上最主要的公共卫生问题。国家卫生和计划生育委员会(简称国家卫生计生委)发布的《中国居民营养与慢性病状况报告(2015年)》显示,我国居民慢性病状况令人忧虑,18岁及以上成人中约每4人中就有一人患高血压,每10人中有一人患糖尿病,超重肥胖问题凸显,高血压、癌症发病率10年来呈上升趋势,慢性病正成为我国居民健康的重要杀手。

2. 慢性病相关危险因素流行日益严重

(1)超重和肥胖。

(2)膳食结构不合理。肉类和油脂消费增加,谷类食物消费明显下降,食盐摄入居高不下。

(3)身体活动不足。身体活动不足是超重及肥胖、高血压、糖尿病、高胆固醇血症等慢性病的重要危险因素。

(4)吸烟。烟雾中含有尼古丁、焦油、一氧化碳、潜在致癌物质等有害物质,长期吸烟的人肺癌、卵巢癌、口腔癌的发病率很高。同时,吸烟还使冠状动脉粥样硬化的发病率和病死率提高 2~6 倍。

(5)过量饮酒。大量饮酒是高血压、脑卒中等心脑血管疾病的危险因素。

3. 慢性病严重影响我国劳动力人口

我国65%以上的慢性病患者为 18~59 岁的劳动力人口,如不采取强有力措施,未来20年,我国40岁以上人群中主要慢性病患者人数将增长一到两倍,慢性病导致的负担将增长80%以上,慢性病对患者的生活质量有严重的不利影响。

4. 慢性病给个人、家庭及社会造成沉重的经济负担

《2012中国卫生统计年鉴》显示:在 2011 年疾病平均住院医药费中,慢性病治疗费用仍旧居高不下,比如,肺恶性肿瘤、食管恶性肿瘤、胃恶性肿瘤出院者人均医疗费分别是11536.4 元、14631.2 元、15459.2 元,心肌梗死冠状动脉搭桥医疗费高达 38802.2 元。由此可以看出,慢性病治疗费用高昂,个人、家庭乃至社会、国家都承受着沉重的医疗和经济负担。

### (三)医疗保障现状

我国目前存在农村居民的医疗保健需求增长快,医疗资源分布不均,慢性病人数逐年增多,养老体系不完善等一系列问题,要达到分流患者,减轻医院压力,缓解我国医疗资源超负荷运行的现状的目的,需要建立"家庭—社区—医院"的健康管理模式。为了深入贯彻党的十八大精神,《深化医药卫生体制改革 2013 年主要工作安排》(国办发〔2013〕80 号)及《关于做好2013年新型农村合作医疗工作的通知》明确强调着力加快健全全民医保体系,要求进一步提高筹资水平,更好地发挥社会力量在管理社会事务中的作用。

笔记

### 三、健康管理相关基本概念

#### （一）健康

1948 年，世界卫生组织（WHO）首次提出三维的健康概念："健康不仅仅是没有疾病和虚弱，而是一种身体上、心理上、社会上的完好状态。"1989 年，WHO 又进一步完善了健康概念，指出：健康应是"生理、心理、社会适应和道德方面的良好状态"。

#### （二）疾病

疾病是指一定的原因造成的生命存在的一种状态，在这种状态下，人体的形态和（或）功能发生一定的变化，正常的生命活动受到限制或破坏，或早或迟地表现出可觉察的症状，这种状态的结局可以是康复（恢复正常）或长期残存，甚至导致死亡。广义的疾病是针对健康而言的，也就是说，只要不符合健康的定义，就可以认为是有"病"了；狭义的疾病是根据疾病分类手册而言，也就是指具有一定诊断标准的、具体的疾病名称（包括综合征）。

#### （三）健康管理

健康管理是以现代健康概念和中医"治未病"思想为指导，运用医学、管理学等相关学科的理论、技术与方法，对个体或群体健康状况及影响健康的危险因素进行全面连续的检测、评估和干预，实现以促进人人健康为核心的新型医学服务的过程。通俗来说，健康管理是以人的健康为中心，长期连续、周而复始、螺旋上升的全人、全程、全方位的健康服务。

#### （四）健康管理学

健康管理学是研究人的健康与影响健康的因素，以及健康管理相关理论、方法和技术的新型交叉学科，是对健康管理医学服务实践的概括和总结。

### 四、健康管理的主要目标及与相关学科的关系

#### （一）主要目标

在新的医药卫生体制改革方案中，创立现代健康管理创新体系，创新服务模式与技术手段，使慢性非传染性疾病得到有效控制，在实现大幅度提高国民健康素质与健康人口构成比例，提高国民平均期望寿命和健康寿命中发挥重要作用。

#### （二）与相关学科的关系

健康管理学是一门新兴的医学学科，又不同于传统的医学，它研究的主要内容、服务对象、服务内容与服务模式，从理论到实践都具有很大的创新性。

1. 健康管理学科体系

宏观健康管理学科与服务体系，主要研究政府和社会层面的宏观健康促进与健康管理问题；微观健康管理学科与服务体系，主要研究个体或群体（包括家庭）的健康促进与健康维护、改善与管理问题；健康风险控制管理学科与服务体系；健康信息技术学科体系；健康教育培训学科体系；中医治未病与特色养生保健学科与服务体系。

笔记

2. 健康管理学学科分类

从研究维度分,可分为生理健康管理学、心理健康管理学、社会适应性健康管理学等;从研究层次分,可分为宏观健康管理、微观健康管理;从研究主体分,可分为慢性病风险管理、生活方式管理、健康保险、社区健康管理及劳动生产力管理等;从研究主要对象分,可分为健康人群、亚健康人群、慢性病人群等。

## 五、健康管理基本步骤及常用服务流程

### (一)基本步骤

健康管理是一种前瞻性的卫生服务模式,一般有以下三个基本步骤:

第一步是了解和掌握你的健康,开展健康状况检测和信息收集。具体收集信息包括:个人一般情况(性别、年龄等),目前健康状况和疾病家族史、生活方式(膳食、体力活动、吸烟、饮酒等),体格检查(身高、体重、血压等)和血、尿实验室检查(血脂、血糖等)。

第二步是评价你的健康,开展健康风险评估和健康评价。根据所收集的个人健康信息,对个人的健康状况及未来患病或死亡的危险性用数学模型进行量化评估。主要目的是帮助个体综合认识健康风险,鼓励和帮助人们纠正不健康的行为和习惯,制订个性化的健康干预措施并对其效果进行评估。患病危险性评估,也被称为疾病预测,可以说是慢性病健康管理的技术核心,其特征是估计具有一定健康特征的个人在一定时间内发生某种健康状况或疾病的可能性。

第三步是改善和促进你的健康,开展健康危险干预和健康促进。在健康风险评估的基础上,我们可以为个体和群体制订健康计划,以多种形式来帮助个人采取行动,纠正不良的生活方式和习惯,控制健康危险因素,实现个人健康管理计划的目标。与一般健康教育和健康促进不同的是,健康管理过程中的健康干预是个性化的,即根据个体的健康危险因素,由健康管理师进行个体指导,设定个人目标,并动态追踪效果。

### (二)常用服务流程

健康管理的常用服务流程由以下四个部分组成:

1. 健康体检

健康管理体检是以人群的健康需求为基础,按照早发现、早干预的原则来选定体格检查的项目。检查的结果对后期的健康干预活动具有明确的指导意义。

2. 健康评估

通过分析个人健康史、家族史、生活方式和有关精神压力等问卷获取的资料,可以为服务对象提供一系列的评估报告,其中包括用来反映各项检查指标状况的个人健康体检报告、个人总体健康评估报告、精神压力评估报告等。

3. 健康促进方案的制定

可以通过去健康管理服务中心咨询或通过电话向健康管理师咨询的方式进行。内容包括:解释个人健康信息和健康评估结果及其对健康的影响,制订个人健康管理计划,提供健康指导,制订随访跟踪计划等。

4. 个人健康管理后续服务

可以根据个人及人群的需求提供不同的服务。其形式主要有通过互联网查询个人

笔记

健康信息和接受健康指导,定期寄送健康管理资讯和健康提示;提供个性化的健康改善行动计划;监督随访健康管理计划的实现状况、主要危险因素的变化情况;健康教育课堂等。

## 六、智能健康管理的概念及研究内容

### (一)概念

智能健康管理是整合医疗与信息技术相关部门的资源,研究健康管理信息的获取、传输、处理和反馈等技术,实现区域一体化协同医疗健康服务,建立高品质与高效率的健康监测体系、疾病防治服务体系、健康生活方式与健康风险评价体系,进行健康评价、制订健康计划、实施健康干预等过程,达到改善健康状况、防治常见病和慢性病的发生和发展、提高生命质量、降低医疗费用的目的,最终实现全人、全程、全方位的健康管理。

### (二)研究内容

#### 1. 数字健康(eHealth)

eHealth 是记录健康信息,通过互联网和其他相关医疗信息化系统在医疗健康行业的应用,使个人主动参与疾病诊疗和健康管理,提高医疗机构向患者传递医疗服务的效率、效果和质量。

#### 2. 移动健康(mHealth)

mHealth 是把计算机技术、移动通信以及信息技术应用于整个医疗过程的一种新型现代化医疗方式,目前,在该领域的主要应用有:远程数据采集、远程监控、疾病与流行病传播跟踪、诊断与治疗支持、无缝隙监护与健康管理、教育与通知、针对医疗工作者的交流与培训,以及开发与运用便携式医学传感终端。特别是在医疗资源相对匮乏的偏远地区,mHealth 干预可以提供高效、低成本的解决办法。mHealth 由于其移动、实时、可靠等突出优势,成为智能健康管理领域主要研发对象。

#### 3. 智能健康(iHealth)

iHealth 的研究方向主要包括心脏病、糖尿病等常见重大疾病的特征参数与诊断模式技术、具有自主知识产权的居民健康档案规范和统一数据交换技术、健康数据中心的云存储技术、区域化协同健康服务体系的云计算技术、多源异构数据融合和智能数据挖掘技术、移动健康管理的多媒体交互技术、数字健康的信息安全体系等。

### 导入案例评析

## 健康管理人才需求现状分析及健康管理人才培养体系的建立

1. 请简述健康管理的发展背景及现状。

近年来,由于人口的老龄化以及社会环境和生活方式的急剧变化,慢性非传染性疾病的患病率持续升高并出现加速趋势,疾病负担不断增加,且无有效的慢性病预防与控制方法;同时,随着市场经济的不断发展,人民生活水平和保健意识的日益

笔记

提高,医疗需求也相应地不断增长。在这样的社会需求和背景下,健康管理学科和健康管理师职业迎来了发展的机遇,健康管理从新的医学模式角度对每个人进行全面的健康保障服务,对于慢性病的预防和控制非常有效。

健康管理在我国起步晚,但发展迅速,具有广阔的应用前景。目前,我国健康管理的服务模式主要依托体检中心、医疗机构及社区卫生中心开展,对有效预防疾病、节约医疗支出具有良好作用。但是,与国外相比,我国健康管理的现状还不尽如人意,人们对有关健康管理、健康产业的内涵、外延和实际运作都存在着很多不清晰的认识。健康管理各环节所采用的方法,健康管理从业人员的标准和规范,健康管理相关的法律法规、政策支持、市场管理还很不完善,亟待解决。

2.为保证健康服务业的可持续发展,需要培养哪些类型的健康管理人才?

健康管理专业人员应具有基本的医学、管理学及社会学科的知识,具有与医务人员相同的职业道德、良好的人际关系和沟通能力以及社区动员组织和协调能力,具备健康管理的实践技能。因此,健康管理专业人才属于以脑力劳动为主的知识技能型劳动者,是懂医学、会管理的复合型人才。为达到以上标准,同时兼顾市场急需,当前我国健康管理人才的培养可以采用三种方式:一是通过短期在职教育为社会培养急需的应用型人才;二是通过本科教育,进行专业训练,培养未来本行业的后备人才;三是依托研究生教育,培养健康管理研究型和管理型高端人才。

3.为服务国家特殊需求,健康管理师应该具备哪些技能才能胜任相应工作?

健康管理是一项复合型职业,从健康管理师的工作流程看,其需要掌握和具备的能力主要包括:

(1)开展健康状况检测和信息收集的能力。包括收集个人一般情况(性别、年龄等),目前健康状况和疾病家族史、生活方式(膳食、体力活动、吸烟、饮酒等),同时根据个人的年龄、性别、工作特点等设计个性化体检套餐。

(2)开展健康风险评估和健康评价的能力。根据所收集的个人健康信息,对个人的健康状况及未来患病或死亡的危险性用数学模型进行量化评估,帮助个体综合认识健康风险,鼓励和帮助人们纠正不健康的行为和习惯,制订个性化的健康干预措施并对其效果进行评估。

(3)开展健康危险干预和健康促进的能力。在健康风险评估的基础上,结合个人生活习惯及观念,制定个性化的健康干预方案,以多种形式来帮助个人采取行动,纠正不良的生活方式和习惯,控制健康危险因素,实现个人健康管理计划的目标。

(4)提供专项的健康及疾病管理服务和后续健康管理服务的能力。专项健康管理服务的设计通常按照病人及健康人来划分,对已患有慢性病的个体,可选择针对特定疾病或疾病危险因素的服务,如糖尿病管理、心血管疾病及相关危险因素管理、精神压力缓解、戒烟、运动、营养及膳食咨询等。对没有慢性病的个体,可选择的服务也很多,如个人健康教育、生活方式改善咨询、疾病高危人群的教育及维护项目等。

(5)建立实施标准化的操作流程的能力。单一和群体健康监测、检查、评估等要建立和使用标准化的操作流程,建立定期、定序、定岗、定员、定责的操作规范,成为保障、判断健康管理工作规范性的重要指标。

(6)人性化的服务态度。健康管理是人与人沟通的工作,要保护客户健康隐私,照顾生活困难的客户,理解客户情绪,建立信任与友谊。因此,在工作中要保持人性化的原则,遵守职业道德,体贴客户,关心客户需求。

## 能力和知识拓展

### 健康管理的基本策略

健康管理的基本策略是通过评估和控制健康风险,达到维护健康的目的。研究发现,冠心病、脑卒中、糖尿病、肿瘤及慢性呼吸系统疾病等常见慢性非传染性疾病都与吸烟、饮酒、不健康饮食、缺少体力活动等几种健康危险因素有关。慢性病往往是"一因多果、一果多因、多因多果、互为因果"。各种危险因素之间及与慢性病之间的内在关系已非常明确,慢性病的发生、发展一般遵循"正常健康人→低危人群→高危人群→疾病→并发症"的自然规律。从任何一个阶段实施干预,都将产生明显的健康效果,而且干预越早效果越好。健康管理的基本策略有以下六种,分别是生活方式管理、需求管理、疾病管理、灾难性病伤管理、残疾管理和综合的人群健康管理,现分别进行介绍。

#### (一)生活方式管理

生活方式管理是指以个人或自我为核心的卫生保健活动,是在科学方法的指导下培养健康习惯,改掉不健康的坏习惯,建立健康的生活方式和习惯,减少健康危险因素。目前生活方式管理的重点有膳食、体力活动、吸烟、适度饮酒、精神压力等方面。

1. 生活方式管理的特点

(1)以个体为中心,强调个体对自己的健康负责。调动个体的积极性,帮助个体做出最佳的健康行为选择。评价个体的生活方式/行为可能带来什么健康风险,健康风险对个体医疗保健需求的影响。

(2)以预防为主,有效整合三级预防。预防是生活方式管理的核心,其含义不仅仅是预防疾病的发生,还在于逆转或延缓疾病的发展历程。一级预防是在疾病还没有发生时进行的预防,属于病因预防,包括防止环境污染,开展健康教育,加强法制管理,预防接种、婚前、产前咨询、孕产妇、婴幼儿保健,良好的卫生习惯和生活方式,预防医源性疾病等。二级预防是在症状出现以前发现疾病或在疾病早期、可治愈的阶段发现疾病,包括人群筛检、定期体检、专科门诊等。三级预防是在疾病症状已经出现时,减慢疾病的进程并促进康复,通过治疗和康复,减少病人的痛苦,减轻病情、致残程度,恢复有效功能,防止并发症、残疾、死亡,延长寿命,提高生活质量。

(3)通常与其他健康管理策略联合进行。根据循证医学的研究结果,美国疾病预防控制中心已经确定乳腺癌、宫颈癌、直肠癌、心脏病、老人肺炎、与骑自行车有关的头部伤害、低出生体重、乙肝、结核等19种疾病或伤害具有较好的成本效果。

笔记

2. 健康行为改变的技术

生活方式管理主要采用促进行为改变的干预技术。有四类促进行为改变的干预技术。

(1)教育。教育是大部分生活方式管理策略的基本组成成分。传统的健康教育方法注重改变知识和态度而不关心改变个人的行为。

(2)激励。通过应用理论学习中得到的知识去改变环境和某种行为之间的关系,行为可以被成功地矫正。激励的过程可以分为六类:正面强化作用、反面强化作用、反馈易化、惩罚、反馈消耗、消除。

(3)训练。训练是鼓励健康行为的有效方法,通过一系列的参与式训练与体验,培训个体掌握行为矫正的技术。

(4)营销。通过社会营销和健康交流帮助建立健康管理方案的知名度,增加健康管理方案的需求和帮助直接改变行为。

**(二)需求管理**

需求管理包括自我保健服务和人群就诊分流服务,帮助人们更好地使用医疗服务和管理自己的小病。实质是通过帮助健康消费者维护自身健康和寻求恰当的卫生服务,控制卫生成本,促进卫生服务的合理利用。需求管理的目标是减少昂贵的、临床并非必需的医疗服务,同时改善人群健康状况。需求管理常用的手段包括:寻找手术的替代疗法、帮助病人减少特定的危险因素并采纳健康的生活方式、鼓励自我保健/干预等。

1. 影响需求的主要因素

以下四种因素明显影响人们的医疗消费需求:

(1)患病率。反映了人群中疾病的发生水平。

(2)感知到的需要。个人对疾病重要性的看法,是否需要寻求医疗服务是影响卫生服务利用的最重要的因素。主要包括:个人关于疾病危险和卫生服务益处的知识、个人感知到的推荐疗法的疗效、个人评估疾病问题的能力、个人感知到的疾病的严重性、个人独立处理疾病问题的能力,以及个人对自己处理好疾病问题的信心。

(3)患者偏好。强调患者在医疗服务决策中的重要作用,医生的职责是帮患者了解这种治疗的益处和风险。

(4)健康因素以外的动机。如个人请病假的能力、残疾补贴、保险中的自付比例、疾病补助等都能影响人们寻求医疗服务的决定。

2. 需求预测方法与技术

(1)以问卷调查为基础的健康评估。

(2)以医疗卫生花费为基础的评估。

**(三)疾病管理**

疾病管理是一个协调医疗保健干预和与患者沟通的系统,它强调患者自我保健的重要性,为患有特定疾病(慢性病)的人提供需要的医疗保健服务,主要是在整个医疗服务系统中为患者协调医疗资源。

笔记

1. 疾病管理内容

疾病管理内容主要包括:人群识别;循证医学的指导;医生与服务提供者协调运作;患者自我管理教育;过程与结果的预测和管理;定期报告/反馈。

2. 疾病管理特点

(1)目标人群是患有特定疾病的个体。

(2)不以单个病例和(或)其单次就诊事件为中心,而关注个体或群体连续性的健康状况与生活质量。

(3)医疗卫生服务及干预措施的综合协调至关重要。

### (四)灾难性病伤管理

灾难性病伤管理是疾病管理的一个特殊类型,顾名思义,它关注的是"灾难性"的疾病或伤害。这里的"灾难性"可以是指对健康的危害十分严重,也可以是指其造成的医疗卫生花费巨大,常见于肿瘤、肾衰、严重外伤等情形。

优秀的灾难性病伤管理的特征是:

(1)转诊及时;

(2)综合考虑多方面因素,制订出适宜的医疗服务计划;

(3)具备一支包含多种医学专科及综合业务能力的队伍,能够有效应对可能出现的多种医疗服务需要;

(4)最大限度地帮助患者进行自我管理;

(5)尽可能使患者及其家人满意。

### (五)残疾管理

残疾管理的目的是降低工作地点发生残疾事故的频率和费用。从患者的角度出发,根据伤残程度分别处理,尽量减少因残疾造成的劳动和生活能力下降。对于雇主来说,残疾的真正代价包括失去生产力的损失。生产力损失的计算是以全部替代职员的所有花费来估算的,必须用这些职工替代那些由于短期残疾而缺勤的员工。

1. 造成残疾时间长短不同的原因

造成残疾时间长短不同的原因包括医学因素和非医学因素。

医学因素包括:疾病或损伤的严重程度;个人选择的治疗方案;康复过程;疾病或损伤的发现和治疗时期(早、中、晚);接受有效治疗的容易程度;药物与手术治疗的比较;年龄影响治愈和康复需要的时间(年龄大的时间更长),也影响返回去工作的可能性;并发症的存在,依赖于疾病或损伤的性质;药物效应,特别是副作用(如镇静)。

非医学因素包括:社会心理问题;职业因素;工人与同事、主管之间的关系;工作压力;对工作任务的满意度;工作政策和程序;即时报告和管理受伤、事故、旷工和残疾;诉讼;心理因素,包括压抑和焦虑;过渡性工作的信息通道是否通畅。

2. 残疾管理主要目标

(1)防止残疾恶化。

(2)注重功能性能力而不是疼痛。

(3)设定实际康复和返工的期望值。

笔记

11

（4）详细说明限制事项和可行事项。

（5）评估医学和社会心理学因素。

（6）与患者和雇主进行有效沟通。

（7）有需要时考虑复职情况。

（8）实行循环管理。

## （六）综合的人群健康管理

综合的人群健康管理模式通过协调以上五种健康管理策略来对人群中的个体提供更为全面的健康和福利管理。健康管理实践中基本上应该都考虑采取综合的人群健康管理模式。

### 实训与指导

### （一）实训目标

1. 对所在城市的医院健康管理中心进行现状调查，分析其健康管理服务范围、人才需求状况、消费者满意度及反馈等。

2. 掌握社会研究常用调查方法及相关能力。

### （二）实训内容与形式

将学生分组（3~4人/组），分别对所在城市的医院健康管理中心进行现状调查，分析现有医院健康管理中心的服务范围、健康管理人才需求状况、消费者满意度等，并将调查研究结果以调查报告形式上交。

问题：

1. 如果要对医院的健康管理中心进行现状调查，可采用的调查方法有哪些？

2. 根据关于医院健康管理中心的调查情况，医院开展健康管理服务中存在哪些问题？

### （三）实训要领

1. 了解医院健康管理中心开展健康管理服务的范围及流程。

2. 了解医院健康管理中心对健康管理人才的需求情况及技能要求。

### （四）实训要求与考核

1. 分组完成。应当对调查研究过程实行任务分解，研究过程应当在充分发挥所有成员主动性、积极性的基础上实现同学间的互助、交流和协作，共同完成调查研究的数据收集、信息录入、统计处理及报告撰写等。

2. 提交书面报告。要求：字数控制在 1500~2000 字。（1）阐述调查对象的确定；（2）论述采用的调查方法及依据；（3）调查信息整理与核查；（4）统计分析方法的选择及相关依据；（5）调查报告的撰写，要求针对调查结果进行分析并得出明确的结论。

3. 撰写调查研究报告。由组长根据小组成员在参与资料查找、小组讨论、调查研究、报告撰写等过程中的贡献度进行初步评分，最后由老师根据评分规则打分。

笔记

（五）实训书面记录或作业

## 调查研究报告

一、调查结果分析

_____

_____

_____

_____

_____

_____

_____

_____

_____

二、根据实训材料,回答问题

1. 如果要对医院的健康管理中心进行现状调查,可采用的调查方法有哪些?

_____

_____

_____

_____

_____

_____

_____

_____

_____

2. 根据关于医院健康管理中心的调查情况,医院开展健康管理服务中存在哪些问题?

_____

_____

_____

笔记

_____

_____

_____

_____

_____

**参考文献**

[1]郭清.健康管理学概论[M].北京:人民卫生出版社,2011.

[2]付志华,秦博文,李建,等.健康管理师现状与市场需求情况的调查研究[J].河北医学,2014,20(4):701-702.

[3]王培玉,刘爱萍.健康管理学与健康管理师——人群健康领域的一个新学科、卫生行业的新职业[J].北京大学学报(医学版),2013,45(3):348.

[4]李玉明,呼文亮,李浴峰.关于健康管理人才专业化培养的思考[J].武警后勤学院学报(医学版),2014,23(3):244-247.

[5]中华医学会糖尿病分会.http://www.cdschina.org/index.jsp

[6]中华人民共和国国家卫生和计划生育委员会.http://www.nhfpc.gov.cn/

（刘淑聪　马晓蕾　曾　强）

笔记

# 治未病的理念和方法

通过本章案例分析与实训练习：

巩固　治未病的基础知识、中医体质的相关概念、中医养生理论和方法等主要知识点；

培养　实际运用中医体质辨识、传统养生保健方法和技能的基本能力；

扩展　灵活运用治未病方法与技能，并将其应用于社区人群健康管理方案的制定及实施过程中。

**导入案例**

## 社区老年人中医药健康管理服务

2013 年国家开始每年为老年人(辖区内 65 岁及以上常住居民)提供 1 次中医药健康管理服务,内容包括中医体质辨识和中医药保健指导。中医体质辨识是按照老年人中医药健康管理服务记录表前 33 项问题采集信息(见表 2-1),根据体质判定标准进行体质辨识,并将辨识结果告知服务对象。中医药保健指导则根据不同体质从情志调理、饮食调养、起居调摄、运动保健、穴位保健等方面进行相应的中医药保健指导。

具体服务流程是:第一步,预约辖区内 65 岁及以上常住居民;第二步,根据老年人中医药健康管理服务记录表前 33 项问题采集信息并进行评估;第三步,根据体质判定标准进行体质辨识(见表 2-2);第四步,判断属何体质类型;第五步,根据判断结果进行有针对性的中医药保健指导:情志调理、饮食调养、起居调摄、运动保健、穴位保健等。

笔记

表 2-1 老年人中医药健康管理服务记录

编号：□□□-□□□□□

姓名：

| 请根据近一年的体验和感觉，回答以下问题 | 没有（根本不/从来没有） | 很少（有一点/偶尔） | 有时（有些/少数时间） | 经常（相当多/多数时间） | 总是（非常/每天） |
|---|---|---|---|---|---|
| (1) 您精力充沛吗？（指精神好，乐于做事） | 1 | 2 | 3 | 4 | 5 |
| (2) 您容易疲乏吗？（指体力差，稍微活动一下或做一点家务劳动就感到累） | 1 | 2 | 3 | 4 | 5 |
| (3) 您容易气短，呼吸短促，接不上气吗？ | 1 | 2 | 3 | 4 | 5 |
| (4) 您说话声音低弱无力吗？（指说话没有力气） | 1 | 2 | 3 | 4 | 5 |
| (5) 您感到闷闷不乐，情绪低落吗？（指心情不愉快，情绪低落） | 1 | 2 | 3 | 4 | 5 |
| (6) 您容易精神紧张，焦虑不安吗？（指遇事心情紧张） | 1 | 2 | 3 | 4 | 5 |
| (7) 您因为生活状态改变而感到孤独、失落吗？ | 1 | 2 | 3 | 4 | 5 |
| (8) 您容易感到害怕或受到惊吓吗？ | 1 | 2 | 3 | 4 | 5 |
| (9) 您感到身体超重不轻松吗？（感觉身体沉重）[BMI＝体重(kg)/身高²(m²)] | 1（BMI＜24） | 2（24≤BMI＜25） | 3（25≤BMI＜26） | 4（26≤BMI＜28） | 5（BMI≥28） |
| (10) 您眼睛干涩吗？ | 1 | 2 | 3 | 4 | 5 |
| (11) 您手脚发凉吗？（不包含因周围温度低或穿得少导致的手脚发冷） | 1 | 2 | 3 | 4 | 5 |
| (12) 您胃脘部、背部或腰膝部怕冷吗？（指上腹部，背部，腰部或膝关节等，有一处或多处怕冷） | 1 | 2 | 3 | 4 | 5 |
| (13) 您比一般人耐受不了寒冷吗？（指比别人更怕冷，冬天或是夏天吹冷空调、电扇等） | 1 | 2 | 3 | 4 | 5 |
| (14) 您容易患感冒吗？（指每年感冒的次数较多） | 一年＜2次 1 | 一年感冒2~4次 2 | 一年感冒5~6次 3 | 一年≥7次 4 | 几乎每月都感冒 5 |
| (15) 您没有感冒时也会鼻塞，流鼻涕吗？ | 1 | 2 | 3 | 4 | 5 |
| (16) 您有口黏口腻，或睡眠打鼾吗？ | 1 | 2 | 3 | 4 | 5 |

笔记

续表

| 请根据近一年的体验和感觉，回答以下问题 | 没有（根本不/从来没有） | 很少（有一点/偶尔） | 有时（有些/少数时间） | 经常（相当多/多数时间） | 总是（非常/每天） |
|---|---|---|---|---|---|
| (17)您容易过敏（对药物、食物、气味、花粉或在季节交替、气候变化时）吗？ | 1 从来没有 | 2 一年1~2次 | 3 一年3~4次 | 4 一年5~6次 | 5 每次遇到上述原因都过敏 |
| (18)您的皮肤容易起荨麻疹吗？（包括风团、风疹块、风疙瘩） | 1 | 2 | 3 | 4 | 5 |
| (19)您的皮肤在不知不觉中会出现青紫瘀斑、皮下出血吗？（指皮肤在没有外伤的情况下出现青一块紫一块的情况） | 1 | 2 | 3 | 4 | 5 |
| (20)您的皮肤一划就红，并出现抓痕吗？（指被指甲或钝物划过后皮肤的反应） | 1 | 2 | 3 | 4 | 5 |
| (21)您皮肤或口唇干吗？ | 1 | 2 | 3 | 4 | 5 |
| (22)您有肢体麻木或固定部位疼痛的感觉吗？ | 1 | 2 | 3 | 4 | 5 |
| (23)您面部或鼻部有油腻感或者油光发亮吗？（指脸上或鼻子） | 1 | 2 | 3 | 4 | 5 |
| (24)您面色或目眶晦暗，或出现褐色斑块/斑点吗？ | 1 | 2 | 3 | 4 | 5 |
| (25)您有皮肤湿疹、疮疖吗？ | 1 | 2 | 3 | 4 | 5 |
| (26)您感到口干咽燥，总想喝水吗？ | 1 | 2 | 3 | 4 | 5 |
| (27)您感到口苦或嘴里有异味吗？（指口苦或口臭） | 1 | 2 | 3 | 4 | 5 |
| (28)您腹部肥大吗？（指腹部脂肪肥厚） | 1 （腹围<80cm，<2.4尺） | 2 （腹围80~85cm，2.4~2.55尺） | 3 （腹围86~90cm，2.56~2.7尺） | 4 （腹围91~105cm，2.71~3.15尺） | 5 （腹围>105cm，>3.15尺） |
| (29)您吃（喝）凉的东西会感到不舒服或者怕吃（喝）凉的东西吗？（指不喜欢吃凉的食物，或吃了凉的食物后会不舒服） | 1 | 2 | 3 | 4 | 5 |
| (30)您有大便黏滞不爽、解不尽的感觉吗？（大便容易粘在马桶或便坑壁上） | 1 | 2 | 3 | 4 | 5 |
| (31)您容易大便干燥吗？ | 1 | 2 | 3 | 4 | 5 |

笔记

17

续表

| | 没有（根本不/从来没有） | 很少（有一点/偶尔） | 有时（有些/少数时间） | 经常（相当多/多数时间） | 总是（非常/每天） |
|---|---|---|---|---|---|
| (32) 您舌苔厚腻或有舌苔厚厚的感觉吗?（如果自我感觉不清楚可由调查员观察后填写） | 1 | 2 | 3 | 4 | 5 |
| (33) 您舌下静脉瘀紫或增粗吗?（可由调查员辅助观察后填写） | 1 | 2 | 3 | 4 | 5 |

| 体质类型 | 气虚质 | 阳虚质 | 阴虚质 | 痰湿质 | 湿热质 | 血瘀质 | 气郁质 | 特禀质 | 平和质 |
|---|---|---|---|---|---|---|---|---|---|
| 体质辨识 | 1.得分___ 2.是 3.倾向是 | 1.得分___ 2.是 3.倾向是 | 1.得分___ 2.是 3.倾向是 | 1.得分___ 2.是 3.倾向是 | 1.得分___ 2.是 3.倾向是 | 1.得分___ 2.是 3.倾向是 | 1.得分___ 2.是 3.倾向是 | 1.得分___ 2.是 3.倾向是 | 1.得分___ 2.是 3.基本是 |
| 中医药保健指导 | 1.情志调摄 2.饮食调养 3.起居调摄 4.运动保健 5.穴位保健 6.其他:___ | 1.情志调摄 2.饮食调养 3.起居调摄 4.运动保健 5.穴位保健 6.其他:___ | 1.情志调摄 2.饮食调养 3.起居调摄 4.运动保健 5.穴位保健 6.其他:___ | 1.情志调摄 2.饮食调养 3.起居调摄 4.运动保健 5.穴位保健 6.其他:___ | 1.情志调摄 2.饮食调养 3.起居调摄 4.运动保健 5.穴位保健 6.其他:___ | 1.情志调摄 2.饮食调养 3.起居调摄 4.运动保健 5.穴位保健 6.其他:___ | 1.情志调摄 2.饮食调养 3.起居调摄 4.运动保健 5.穴位保健 6.其他:___ | 1.情志调摄 2.饮食调养 3.起居调摄 4.运动保健 5.穴位保健 6.其他:___ | 1.情志调摄 2.饮食调养 3.起居调摄 4.运动保健 5.穴位保健 6.其他:___ |

填表日期　年　月　日　　医生签名

填表说明：

1. 采集信息时要能够反映老年人平时经常出现的感受,避免采集老年人的偶发感受。

2. 采集信息时要避免主观引导(有暗示倾向)老年人的选择。

3. 记录表所列问题不能空项,须全部询问填写。

4. 询问结果应在相应分值上划"√",并将计算得分填写在相应空格内。

5. 体质辨识:医务人员应根据体质判定标准表进行体质判定,偏颇体质为"是""倾向是",平和体质为"是""基本是",并在相应选项上划"√"。

6. 中医药保健指导:请在所提供指导对应的选项上划"√",可多选。其他指导请注明。

表 2-2　体质判定标准表

| 体质类型及对应条目 | 条　件 | 判定结果 |
|---|---|---|
| 气虚质(2)(3)(4)(14)<br>阳虚质(11)(12)(13)(29)<br>阴虚质(10)(21)(26)(31) | 各条目得分相加≥11分 | 是 |
| 痰湿质(9)(16)(28)(32)<br>湿热质(23)(25)(27)(30)<br>血瘀质(19)(22)(24)(33) | 各条目得分相加9~10分 | 倾向是 |
| 气郁质(5)(6)(7)(8)<br>特禀质(15)(17)(18)(20) | 各条目得分相加≤8分 | 否 |
| 平和质(1)(2)(4)(5)(13)<br>(其中,(2)(4)(5)(13)反向计分,<br>即1→5,2→4,3→3,4→2,5→1) | 各条目得分相加≥17分,同时其他8种体质得分都<8分 | 是 |
| | 各条目得分相加≥17分,同时其他8种体质得分都<10分 | 基本是 |
| | 不满足上述条件者 | 否 |

(案例来源:根据2013年《国家基本卫生服务技术规范》关于老年人中医药健康管理服务的内容编写)

请思考并回答以下问题:

1. 请简述社区老年人进行中医体质辨识的意义。

2. 社区老年人中医药健康管理服务内容体现了治未病的哪些理念和方法?

3. 如何根据中医体质辨识的结果对老年人进行中医药健康管理服务?

**主要知识点**

### 一、治未病的基础知识

治未病(preventive treatment of diseases)是中华民族伟大的医学思想。"治未病"一词最早见于《黄帝内经》,是中国传统医学历经几千年的实践而形成的理念,其预防医学思想,核心要点包括未病养生、防病于先,欲病救萌、防微杜渐,已病早治、防其传

笔记

变,瘥后调摄、防其复发等,概括起来主要是未病先防、已病早治、既病防变和愈后防复。

## 二、治未病是中医特色的健康管理

健康管理主要从人们的生活方式(饮食、运动、体重管理、控烟限酒、减轻精神压力等方面)入手,通过控制健康危险因素,有效降低健康风险。中医正是主张通过饮食、运动、精神调摄等个人养生保健方法和手段来维持人体的阴阳气血平衡,以达到维持"精神内守,真气从之"的健康状态。治未病在我国有悠久的历史,强调人们应该注重保养身体,培养正气,提高机体抵御病邪的能力,达到未生病前预防疾病的发生、生病之后防止进一步发展、疾病痊愈以后防止复发的目的。治未病贯穿在健康管理的全过程。

### (一)中医体质辨识是实践"治未病"的基础

中医体质辨识,即以人的体质为认知对象,根据体质状态及不同体质分类的特性,把握健康与疾病的整体要素与个体差异,从而制定防治原则,选择相应的治疗、预防、养生方法,进行"因人制宜"的干预。中医体质辨识是体质健康管理的核心环节。体质健康管理的步骤包括收集体质健康信息、辨识体质类型、实现体质调护、评价体质调护效果。体质辨识是制订体质调护计划的基础,是实施体质三级预防的依据。2009年中医体质辨识已纳入《国家基本公共卫生服务规范》,进入国家公共卫生体系。

### (二)传统养生方法与技能是利用治未病理念和方法实现健康管理干预服务的手段

治未病的优势更表现在健康干预的方法和手段上。中医有着丰富的养生理论和方法,有着中医特色的药物和非药物手段,包括情志调理、四季养生、膳食调养、药物调配、导引、针灸、按摩、熏蒸、药浴等。

中医学治未病理论与现代健康管理理念一样,为疾病的早期防治提供干预指导。中医学以其独特的理论体系及丰富的实践经验,展现了中医药预防保健之优势。其辨识体质方法,辨证论治手段,单味药、药膳、针灸、推拿及传统养生运动等,均具有简便、有效、廉价的特点,有良好的推广应用前景。

## 三、中医体质辨识与分类

中医体质学认为,体质现象是人类生命活动的一种重要表现形式。体质决定了我们的健康,决定我们对某些致病因子和疾病的易感性,也决定了得病之后的反应形式以及治疗效果和预后转归。为此,应用中医体质分类理论,根据不同体质类型采取分类管理的方法,选择相应的预防、治疗、养生方法进行体质调护,对实现个性化的、有针对性的健康管理具有重要意义。

### (一)体质的相关基础知识

中医认为,体质(constitution)是一种客观存在的生命现象,是人体生命过程中在先天禀赋和后天获得的基础上形成的形态结构、生理功能和心理状态方面综合的、相对稳定的固有特质。个体体质的不同,表现在生理状态下对外界刺激的反应和适应上的某些差异性,以及发病过程中对某些致病因子的易感性和疾病发展的倾向性。

体质具有遗传性、稳定性、可变性、多样性、趋同性和可调性。体质的形成是先、后天因素长期共同作用的结果,它既是相对稳定的,也是动态可变和联系可测的,这就使体质的调节成为可能。针对各种体质类型及早采取相应措施,纠正和改善偏颇,以减少个体对疾病的易感性,可以预防疾病发生或延缓发病。

### (二)体质的分类方法

中医学体质的分类,是以整体观念为指导思想,主要是根据中医学阴阳五行、脏腑、精气血津液等基本理论,来确定人群中不同个体的体质差异性。古今医家从不同角度对体质做了不同的分类。为了使体质辨识方法更科学、规范与实用,目前研究人员开发了《中医体质量表》,制订了《中医体质分类与判定》标准,将人体体质分成9种类型,即平和质、气虚质、阴虚质、阳虚质、痰湿质、湿热质、血瘀质、气郁质及特禀质。这种体质分类法是结合了形体结构、生理功能、心理特点等综合因素后提出的,现已为中医界广泛认同。

### (三)体质类型的判定方法

在明确体质分类的基础上,王琦课题组编制了"中医9种基本体质分类量表",并制定了"中医体质分类判定标准",该标准已被中华中医药学会认定为学会标准,并在全国范围内推广使用。

## 四、传统养生方法与技能

### (一)传统养生方法

传统养生是以人体生命的整体观为理论基础,注重从人的整体出发,通过自我修炼和调养,使阴阳平衡,身心和谐,形意合一,内壮外强。传统养生方法包括精神养生、饮食养生、功法养生、作息养生、四季养生、雅趣养生、衣着养生、房事养生等。

1. 精神养生

精神养生,是通过节制、疏泄、开导、移情、暗示等措施及时排解不良情绪,净化人的精神世界,恢复心理平衡,使人达到形与神俱、尽享天年的养生办法,包括积精全神、修德怡神、调气安神、四气调神等措施。

2. 饮食养生

饮食养生即食疗,是在中医理论指导下,利用食物的特性,调整饮食结构,注意饮食宜忌,合理摄取食物,以达到强身健体、延年益寿的养生方法。

饮食养生侧重于利用食物的性能来滋养五脏六腑、调节人体阴阳和预防疾病。饮食养生必须遵循一定的养生原则,概括地说有三点:一要全面膳食,合理搭配,做到"谨和五味";二要因人因时因地制宜,根据不同情况、不同体质,采取不同的配膳营养;三要饮食有节,注意宜忌。

3. 作息养生

作息指劳作和休息。作息养生是在中医理论指导下,顺应自然变化的规律,合理安排日常生活起居、作息时间,使之有益于身心的养生方法。

笔记

### 4．四季养生

自然界四时气候的变化对人的生活产生多方面的影响，尤其是健康受气候的影响更为突出。一年四时的更替，六气的变化，通常是按照一定的次序向前发展和相互转变的，如春温、夏热、秋凉、冬寒都有一定的限度，既不能太多，亦不能不及，人体顺应这种变化，则健康无病。但当气候出现反常变化，或人体不能随季节更替做相应的调整时，人体会感觉不适，甚至导致疾病的发生。四季养生就是按照时令节气的阴阳变化规律，了解人体在四时的生理特点，积极主动地采取有针对性的预防保健措施，达到防病养生的目的。

### 5．功法养生

（1）太极拳。太极拳是以中国传统儒、道哲学中的太极、阴阳辨证理念为核心思想，集颐养性情、强身健体、技击对抗等多种功能为一体，结合易学的阴阳五行之变化、中医经络学、古代的导引术和吐纳术形成的一种内外兼修、柔和、缓慢、轻灵、刚柔相济的汉族传统拳术。

太极拳的运动特点：中正舒展、轻巧灵动、圆润连贯、松柔慢匀、开合有度、刚柔相济，如"行云流水，连绵不断"，自然高雅，通过音乐的韵律，体会哲学的内涵，美的造型，诗的意境，使身心放松，达到健身的目的。

（2）五禽戏。五禽戏是古代传统导引养生功法的代表之一。它是通过模仿虎、鹿、熊、猿、鸟五种动物的活动，根据古代吐纳、导引之术，结合脏腑、经络、气血创编的一套健身气功功法。该功法通过模仿动物们不同的形态动作及气势，结合各自的意念活动，能起到舒筋活络、强健脏腑、灵活肢体关节的功用。

（3）八段锦。八段锦是中国古代流传下来的一套气功功法，由八节组成，形成于12世纪，后在历代流传中形成许多不同的练法和风格各异的流派。八段锦是由古人创编的八节不同动作组成的一套康复调节体操。因其动作舒展，如锦缎般优美、柔顺，古人比喻为"锦"，又因功法共有八段，每段一个动作，故称为八段锦。八段锦动作简单易学，适合男女老少等各种人群练习。

### （二）传统养生技能

传统养生技能主要有针灸、推拿、按摩、刮痧、拔罐、沐浴、熨烫、磁吸、器物刺激等方法。目前以针灸、推拿、按摩、刮痧、拔罐、沐浴等使用较为广泛。

### 1．针灸

针灸是针和灸的合称。针法是指毫针刺入患者体内一定穴位，通过实施提、插、捻、转、迎、随、补、泻等不同手法来治疗疾病。灸法是用燃烧着的艾绒熏灼一定穴位的皮肤，利用热能刺激治疗疾病。

针刺保健，是通过刺激人体一定穴位，激发经络之气，使人体新陈代谢旺盛，从而达到强壮身体、益寿延年的目的。针刺治病着眼于纠正机体阴阳、气血的盛衰，而针刺保健则着眼于强身壮体，增进机体代谢能力。两者着眼点不同，反映在选穴、用针上亦有一定差异。用于保健的针刺手法刺激强度宜适中，选穴不宜多，主要以具有强壮功效的穴位为主。

灸法是采用艾绒或其他药物，借助于药物烧灼、熏熨等温热刺激，温通气血，以局部温度的刺激来达到调整机体的作用。保健灸法是中国独特的养生方法之一,通过在身体某些特定穴位上施灸,可以达到和气血、调经络、养脏腑、延年益寿的目的。灸法有时还可以起到针、药不能起到的作用,不仅可用于强肾保健,也可用于久病体虚之人的康复。

### 2. 推拿

推拿,又称按摩,是用手或辅助器械对人体的经络、腧穴、肢体、关节等处,施以按、点、揉、搓、推、拿、抓、打、压等手法,以舒筋活血,调和表里,达到保健、治病的目的。均以手法为主,以不同手法达到不同目的。由于推拿能够疏通经络,使气血周流、维持机体的阴阳平衡,所以人在推拿后可感到肌肉放松、关节灵活,推拿使人精神振奋,消除疲劳,对保持身体健康有重要作用。常见的各种推拿保健方法有全身推拿、踩背、运动推拿、足部反射区推拿、自我按摩等。

### 3. 刮痧

刮痧,是用刮痧板蘸刮痧油反复刮动,摩擦患者某处皮肤,以治疗疾病的一种方法。刮痧是我国传统的自然疗法之一。以中医十二经脉及奇经八脉理论为基础,用器具(牛角、玉石、火罐)等在皮肤相关部位刮拭,达到疏通经脉、活血化瘀之目的。现代医学研究证明:刮痧可以扩张毛细血管,增加汗腺分泌,促进血液循环。因此,对高血压、中暑、肌肉酸痛等所致的风寒痹症有立竿见影之效。经常刮痧,可起到调整经气,舒筋活络,消除疲劳,提高免疫功能的保健作用。

### 4. 拔罐

拔罐是一种以杯罐作工具,借热力排去其中的空气产生负压,使之吸着于皮肤,造成瘀血现象的一种疗法。古代医家在治疗疮疡脓肿时用它来吸血排脓,后来又扩大应用于肺痨、风湿等内科疾病。拔罐产生的真空负压有较强吸拔之力,其作用在经络穴位上,可将毛孔吸开并使皮肤充血,体内的邪气毒素通过毛孔被吸出体外,从而使经络气血得以疏通,脏腑功能得以调整,达到防治疾病的目的。

## 五、九种体质的调护

九种体质的调护,应借助传统养生保健的方法和技能,从精神调养、生活起居、体育锻炼、饮食调养等多方面入手,通过治未病体质干预方案,达到使不同的偏颇体质向平和质方向靠近,从而达到预防疾病的目的。

**导入案例评析**

### 社区老年人中医药健康管理服务

1. 请简述社区老年人进行中医体质辨识的意义。

体质是一种客观存在的生命现象,是人体生命过程中在先天禀赋和后天获得的基础上形成的形态结构、生理功能和心理状态方面综合的、相对稳定的固有特质。

笔记

个体体质的不同,表现为在生理状态下对外界刺激的反应和适应上的某些差异性,以及发病过程中对某些致病因子的易感性和疾病发展的倾向性。

体质的形成是先、后天因素长期共同作用的结果,它既是相对稳定的,也是动态可变和联系可测的,这就使体质的调节成为可能。

中医体质辨识是实践"治未病"的方法,是体质健康管理的核心环节。针对老年人各种体质类型及早采取相应措施,纠正和改善偏颇,以降低老年人对疾病的易感性,可以预防老年人疾病发生或延缓发病。

**2.社区老年人中医药健康管理服务内容体现了治未病的哪些理念和方法?**

"治未病"是中华民族伟大的医学思想,历经千年的实践检验,其预防医学思想的核心要点包括未病养生、防病于先,欲病救萌、防微杜渐,已病早治、防其传变,瘥后调摄、防其复发等诸多方面,概括起来主要是未病先防、已病早治、既病防变和愈后防复等方面的内容。

案例中国家为辖区内65岁及以上老年人提供中医药健康管理服务,包括中医体质辨识和中医药保健指导。针对老年人不同体质特点,进行个性化的体质调理,可做到未病先防、既病防变和愈后防复的作用,这些均体现了治未病的理念;干预措施中情志调摄、饮食调养、起居调摄、运动保健和穴位保健的方法,也是健康干预服务的重要手段。

**3.如何根据中医体质辨识的结果对老年人进行中医药健康管理服务?**

根据老年人中医体质辨识的结果,进行有针对性的健康管理服务。如老年人经过中医体质问卷调查,判定为阳虚质,则健康指导应从精神调养、生活起居、体育锻炼、饮食调养及药物调理5个方面进行。①精神调养方面:建议老年人平时多与别人交谈、沟通。对待生活中不顺心的事情,要从正反两方面分析,及时消除情绪中的消极因素。平时可多听一些激扬、高亢、豪迈的音乐以调节情绪,防止忧伤和惊恐。②生活起居方面:阳虚质老年人居住环境要求空气流通,秋冬注意保暖;夏季避免长时间待在空调房间中,可在自然环境下纳凉,但不要睡在穿风的过道上及露天空旷之处;平时注意足下、背部及下腹部丹田部位的防寒保暖;防止出汗过多,在阳光下适当进行户外活动;保证足够的睡眠。③体育锻炼方面:因"动则生阳",阳虚体质之人,要加强体育锻炼,春夏秋冬,坚持不懈,每天进行1~2次。具体项目因个体体力强弱而定,可做一些舒缓的运动,如慢跑、散步、五禽戏、广播操。夏天不宜做过分激烈的运动,冬天避免在大风、大寒、大雾、大雪及空气污染的环境中锻炼。自行按摩气海、足三里、涌泉等穴位,或经常灸足三里、关元,可适当洗桑拿、温泉浴,亦可常做日光浴、空气浴以强壮卫阳。④饮食调养方面:应多食有壮阳作用的食品,如羊肉、狗肉、鹿肉、鸡肉、鳝鱼、韭菜、生姜、辣椒、芫荽、葱、蒜、芥末、花椒、胡椒等甘温益气之品。少食黄瓜、柿子、冬瓜、藕、莴苣、梨、西瓜、荸荠等生冷寒凉食物,少饮寒凉食物,少饮绿茶。⑤药物调理方面:可选用补阳驱寒、温养肝肾之品,常用药物有鹿茸、海狗肾、蛤蚧、冬虫夏草、巴戟天、淫羊藿、仙茅、肉苁蓉、补骨脂、胡桃、杜仲、续断、菟丝子等;可酌情服用金匮肾气丸等。

**笔记**

**能力和知识拓展**

# 儿童中医保健适宜技术和方法

## （一）饮食调养

1. 养成良好的哺乳习惯,尽量延长夜间喂奶的间隔时间。

2. 养成良好的饮食习惯,避免偏食,节制零食,按时进食,提倡"三分饥",防止乳食无度。

3. 婴幼儿脾胃功能较薄弱,食物宜细、软、烂、碎,而且应品种多样。

4. 严格控制冷饮,寒凉食物要适度。

## （二）起居调摄

1. 保证充足的睡眠时间,逐步养成夜间睡眠、白天活动的作息习惯。

2. 养成良好的小便习惯,适时把尿;培养每日定时大便的习惯。

3. 衣着要宽松,不可紧束而妨碍气血流通,影响骨骼生长发育。

4. 四时调摄。元代著名儿科医家曾世荣在《活幼心书》中云:"四时欲得小儿安,常要三分饥与寒;但愿人皆依此法,自然诸疾不相干。"并进一步告诫世人:"殊不知忍一分饥,胜服调脾之剂;耐一分寒,不须发表之功。"他主张让孩子保持七分饱,则脏腑不易损伤,就不易患肠胃病,自然用不着服什么调理脾胃的药物;倘能经常保持一种微寒状态,也就不易患伤风感冒,因而用不着服什么解表发汗的药物。

小儿应做到"春捂"和"秋冻"。春季注意保暖;夏季纳凉要适度,避免直吹电风扇,空调温度不宜过低;秋季应避免保暖过度,提倡"三分寒";冬季室内不宜过度密闭保暖,应适当通风,保持空气新鲜。

5. 经常到户外活动,多见风日,增强体质。

## （三）常用按揉部位及方法

1. 摩腹

（1）位置:腹部。

（2）操作:操作者用手掌掌面或示指、中指、环指的指面附着于小儿腹部,以腕关节连同前臂反复做环形有节律的移动,每次 1～3 分钟。

（3）功效:具有改善脾胃功能,促进消化吸收的作用。

2. 捏脊

（1）位置:背脊正中,督脉两侧的大椎至尾骨末端处。

（2）操作:操作者将双手的中指、环指和小指握成空拳状,示指半屈,拇指伸直并对准示指的前半段。施术从长强穴开始,操作者用双手示指与拇指合作,在示指向前轻推患儿皮肤的基础上与拇指一起将长强穴的皮肤捏拿起来,然后沿督脉两侧,自下而上,左右两手交替合作,按照推、捏、捻、放、提的前后顺序,自长强穴向前捏拿至脊背上端的大椎穴捏一遍。如此循环,根据病情及体质可捏拿4～6遍。从第2遍开始的任何一遍中,操作者可根据不同脏腑出现的症状,采用"重提"的手法,有针对性地刺激背部的脏腑腧

笔记

穴,以便加强疗效。在第5遍捏拿儿童脊背时,在儿童督脉两旁的脏腑腧穴处,用双手的拇指与示指合作分别将脏腑腧穴的皮肤,用较重的力量在捏拿的基础上,提拉一下。捏拿第6遍结束后,用双手拇指指腹在儿童腰部的肾腧穴处,在原处揉动的动作中,用拇指适当地向下施以一定的压力,揉按结合。

(3)功效:具有消食积、健脾胃、通经络的作用。

**3.按揉足三里**

(1)足三里穴位置:在小腿前外侧,在犊鼻下3寸,距胫骨前缘一横指处。

(2)操作:操作者用拇指端按揉,每次1~3分钟。

(3)功效:具有健脾益胃、强壮体质的作用。

**4.按揉迎香穴**

(1)迎香穴位置:在鼻翼外缘中点旁,在鼻唇沟中。

(2)操作:双手拇指分别按于同侧下颌部,中指分别按于同侧迎香穴,其余3指则向手心方向弯曲,然后使中指在迎香穴处做顺时针方向按揉,每次1~3分钟。

(3)功效:具有宣通鼻窍的作用。

**5.按揉四神聪穴**

(1)四神聪穴位置:在头顶部,在百会前后左右各旁开1寸处,共4穴。

(2)操作:用手指逐一按揉,先按左右神聪穴,再按前后神聪穴,每次1~3分钟。

(3)功效:具有醒神益智的作用。

**(四)注意事项**

(1)根据需要准备滑石粉、爽身粉或冬青膏等介质。

(2)操作者应双手保持清洁,指甲修剪圆润,防止操作时划伤小儿皮肤。

(3)天气寒冷时,要保持双手温暖,可搓热后再操作,以免凉手刺激小儿,造成紧张,影响推拿。

(4)手法应柔和,争取小儿配合。

(5)局部皮肤破损、骨折不宜按揉。

## 实训与指导

**(一)实训目标**

1.检验对治未病理念、中医体质辨识及传统养生技能和方法等基本知识的理解和掌握程度。

2.训练理论结合实际的案例分析能力,归纳总结提炼关键问题等基本能力。

3.掌握常用的传统养生技能和方法,并具备对个人或人群开展中医药健康管理服务的能力。

**(二)实训内容与形式**

要求根据以下材料进行案例分析。

张先生,男,40岁,政府机关工作。张先生平时工作不是很累,却常常感到身上没劲儿,提不起精神。平时说话声音低弱,发言时就算用了麦克风,也经常讲一会儿话,就感到上气不接下气了。性格内向,也不太愿意主动与人交流。平时不爱运动,肌肉松软;每到感冒多发季节,总少不了他,感冒后恢复也比别人慢。每年单位体检除血白细胞略微偏低外,其他指标均在正常范围内。

问题:

1. 对张先生进行中医体质辨识,最可能的体质倾向是什么? 为什么?

2. 请分析张先生形成该体质可能的原因。

3. 如对张先生进行中医药健康管理服务,可从哪些方面进行?

**(三)实训要领**

1. 学习和掌握案例分析涉及的本章主要知识点。

2. 掌握对个人开展中医药健康管理服务的基本思路及方法。

3. 具备将相关理论知识进行实际运用的能力。

**(四)实训要求与考核**

1. 分组或独立完成。如果以分组形式完成,应当对案例分析过程实行任务分解,即分别以 1 名同学为主分段承担个人健康信息收息、案例分析和归纳总结、撰写书面报告等工作。研究过程应当在充分发挥所有成员同学主动性、积极性的基础上实现同学间的互助、交流和协作。

2. 提交书面报告。要求:(1)列出案例所涉及的中医治未病的相关基础知识;(2)分析部分的字数在 1000 字左右,要求观点明确、说理清楚,同时根据个体中医药健康管理的实际情况进行基础知识的运用,并得出明确的结论。

3. 分组完成的案例分析报告由组长根据小组成员在参与个体信息收集、案例分析、小组讨论、报告撰写等过程中的贡献度进行初步评分,最后由老师根据评分规则打分。独立完成的案例分析报告由老师根据评分规则打分。

**(五)实训书面记录或作业**

# 案例分析报告

根据实训材料,回答以下问题

1. 对张先生进行中医体质辨识,最可能的体质倾向是什么? 为什么?

_____

_____

_____

_____

_____

_____

_____

笔记

2. 请分析张先生形成该体质可能的原因。

3. 如对张先生进行中医药健康管理服务,可从哪些方面进行?

（陈　燕　兰红勤）

# 第三章

# 健康信息管理

**学习目标**

通过案例分析与实训练习：

巩固　健康信息管理的基本概念、健康信息技术的类别、健康信息平台的基本原理等主要知识点；

培养　使用常用健康信息平台的能力；

扩展　灵活运用常用健康信息平台,并将其应用于健康管理实践中。

**导入案例**

## 医院应用手机 APP 开展医疗服务建设现状分析

互联网已成为 21 世纪人类社会不可或缺的通信工具。网络已逐步成为现代社会思想文化信息的集散地和社会舆论的放大器。新医改方案提出要加强医疗卫生信息化建设,实现服务资源的共享、整合、协调和优化,促进医院管理水平和整体实力的提高。利用现代信息技术和新媒体传播手段是深入推进公立医院改革、医院管理实践创新的时代要求、必然趋势和重要保障。

APP 是 application 的缩写,意思是应用程序。随着智能手机和平板电脑等移动终端设备的普及,人们逐渐习惯了使用客户端上网的方式。而医院作为一个提供医疗服务的场所,也应当紧跟时代发展的步伐,开发智能 APP 系统,建立"云医院"。"云医院"将构建集健康大数据采集、健康管理、医疗、康复服务等于一体的医疗与健康管理平台,帮助医院提高现有的医疗服务效率,开拓健康医疗服务空间。通过互联网完成大医院与基层医院、医院专科医生与社区全科医生、医生与患者之间的互动与沟通,为居民提供包括全科医生、专科医生、著名专家在内的,分层次、线上线下相结合的,便捷、规范、安全、优质的健康医疗服务,使优质的健康医疗资源走向社区,走向家庭,实现跨区域、资源共享、协同的医疗服务模式,从而降低老百姓看病就医的负担。

**(一)国外移动医疗服务的应用领域**

国外移动医疗服务的应用大致涉及四个领域。

**1.信息/通信**

该功能主要为了实现:①约诊提醒和治疗提示。早在 2005 年,英国《周日电讯报》报道,每年由失约造成的英国国家卫生系统成本消耗高达5.75亿英镑,通过手机应用程序(APP)的自动提醒功能,可以有效降低成本。2011年,WHO调查显示,美国58%的地区和欧洲53%的地区通过移动医疗平台进行就诊预约提醒服务。②测试结果和患者数据管理。Mattila等为智能手机平台设计了一款名为Wellness Diary(WD)的APP。智能手机收集并处理用户数据,然后以统计表的形式反馈给用户。美国新泽西州的赫利南医学中心为方便医生获取病理信息,设计了一款名为Micro His的APP,医生通过手机下载患者的X光诊断以及心电图诊断结果。③健康信息管理。艾克龙儿童医院推出儿童护理APP——Care4Kids,它不仅提供医院信息,还为家长提供患儿的用药史、过敏史及健康保健知识。

**2. 监测**

主要监测以下几个方面:①患者情况和位置。国外许多国家已经将移动医疗应用到慢性病的管理中,实时监控患者的生命体征。Guerri等为腰背综合征患者研发了一款APP,它能够在任何环境中以一种舒适的方式评估患者的肌肉状况。②药物遵从性。③医疗物资或者设备的实时连接。

**3. 监控**

监控类应用部署最多的地区是在欠发达国家,因为这些地区传染病的暴发比较常见。它包括预防疾病发生、灾害救援、确定医疗人员位置,最大限度地预防和减少疾病的发生。

**4. 诊断**

诊断分为诊断支持和远程医疗两个方面。通过移动医疗服务,患者在家里就能接受医生的诊断,而不再需要直接面对医生。当然,患者的手机里必须装有特定的软件,患者根据软件的提示进行选择,例如症状、患者的图像,该信息就会传送给医生,医生根据患者的描述提供诊断和治疗建议。

**(二)国内医院的APP所具有的功能**

国内医院的APP大多有如下功能:

(1)智能分诊。模拟临床医生问诊流程,帮助市民找对科室、挂对号;

(2)手机挂号。掌上实施挂号,凭借短信高效就诊;

(3)取报告单。在家也能取报告单,无须往返医院查询和取单;

(4)医院导航。提供院外线路导航、院内科室分布和周边商户查询;

(5)健康百科、健康咨询。健康百科、健康咨询的功能还有待加强,多数APP中显示暂无数据。

业内数据也显示,目前我国移动互联网医疗产业正在进入发展快车道。有预测认为,到2017年年底,我国移动医疗的市场规模将突破125亿元。众多企业都看到了智慧医疗市场的巨大商机,一场逐鹿之战已经悄悄开始。移动医疗市场内占据重要位置的春雨医生、丁香园等公司纷纷获得高达数千万美元的投资,使得这个行业的发展越发受到关注。但业内人士都认为,智慧医疗现在还处在很初级的发展阶段,它的市场前景不可估量,但现在最大的问题在于医院之间的协同,有的医院不愿意将自己的信息共享出来。浙江省卫生信息中心主任倪荣认为,智慧医疗现在的核心问题不在技术,而在于制度,需要多方面的制度保障,比如政府购买服务制度、社会化运营制度、强制性管理制度、医生自主多点乃至自由职业制度等。

**(三)Cleveland Clinic 手机 APP 介绍**

克利夫兰诊所(Cleveland Clinic)创办于 1921 年 2 月 28 日,位于美国俄亥俄州的克利夫兰市,在 2014 年美国十佳医院中排名第 4。克利夫兰诊所是一所集临床治疗、病人护理、研究和教育于一体的非营利性多专科学术医疗中心,其心血管科室排名全球第一。以下主要介绍克利夫兰诊所网络信息化服务中的医疗 APP 方面的发展情况。

1. 总体概况

相比于国内刚刚起步的医院 APP 来说,国外的医院 APP 发展更为成熟。克利夫兰诊所的移动 APP 又是所有国外 APP 中出类拔萃的,其界面如图 3-1 所示。与国内 APP 不同的是,克利夫兰诊所的 APP 除了主体应用外,还包括各种专项应用,如为癌症病人设计的 Cancer Clinical Trials(癌症临床试验)以及为健康管理服务的 Let's Move It(运动指导)和 Wellness Tip of the Day(日常健康提示),以及本文将着重介绍的 Today APP(日常应用)与 MyChart APP(健康档案),见图 3-2 所示。

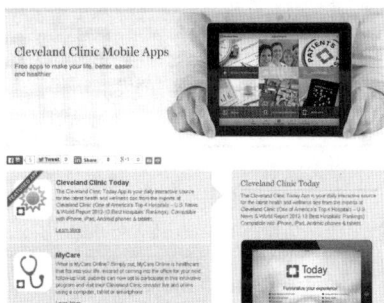

**图 3-1　克利夫兰诊所移动 APP 界面**

2. Today APP(日常应用)v2.1.7

Today APP 是克利夫兰诊所移动 APP 的基础应用。用户能够通过这个一站式的应用实现获得最新的健康资讯、查看诊疗记录、预约挂号和查看医生信息等多种功能,其应用界面如图 3-3 所示。同时,此应用还能链接其他应用,如 MyChart、Wellness Tip of the Day 等,实现多个软件的配合使用,功能效果更佳。本文详细介绍应用中的健康资讯与预约功能。

(1)健康资讯

在 Today APP 中,最具代表性的功能就是健康资讯功能(图 3-4),用户可以通过移动设备查看并订阅个性化的健康资讯,将感兴趣的内容收藏到"我的最爱"中(Favorites),或者直接查看世界级专家的文章、博客和视频等,并通过 Facebook、Twitter 或 LinkedIn 等渠道分享给家人或朋友。

在比较国内外的多种医院 APP 后,笔者认为克利夫兰诊所在健康资讯方面做得最为出色。在 Today APP 中,最新的健康资讯主要通过三个模块传达,即 Infographics(信息图)、Galleries(图库相册)、Experts Bloggers(专家博客)。

| | |
|---|---|
| Mobile Apps<br>Today App | **日常应用（主体）：**此应用是克利夫兰诊所应用的主体，担任树干的作用，用户能够通过它实现健康资讯、查看预约信息、查找医生信息、查看健康档案等功能（后文有详细介绍）。 |
| MyCare App | **健康照护：**用户可以通过移动设备与医生实现网上交流，医生可以通过在线视频开出健康处方，免去患者去医院的等待时间。 |
| Physician Referral App | **医生介绍：**用户可以通过应用查询医生的联系方式、所在院区、专业特长等信息，根据自己的不同需求选择不同的医生。 |
| Cancer Trials App | **癌症临床试验：**包含克利夫兰诊所最新的130多个临床患者的临床试验，为癌症患者提供相应的诊疗养护咨询。 |
| Epilepsy App | **癫痫辅助工具：**此应用作为癫痫患者的健康管理工具，可以记录每天的发作时间、帮助患者预约诊疗服务、提供药物医嘱和提醒、自我管理信息等，最具特色的是本应用提供自测小工具和急救贴士。 |
| Health Q&A | **健康问答：**克利夫兰诊所的健康问答与国内的不同，它不仅提供患者与医生的交流，还能通过关键词搜索数据库中已解决问题的答案。 |
| Innovations App | **创新应用：**集合了年度医疗创新峰会的最新资讯，加强医务人员的继续教育，提升临床医疗水平。 |
| Cleveland Clinic Heritage App | **医院的历史与展望：**此应用专门为在克利夫兰诊所工作或就诊的用户开发，介绍了医院的发展历程、未来的医疗技术方向、医院导航以及医院周边商户交通简介等信息。 |
| Heart Story App | **心灵故事：**专门记录在诊所接受心血管疾病治疗的患者的勇敢故事，与心血管专家一起探索心脏移植、瓣膜固定和拯救生命的历程，是一款极具人文关怀的应用。 |
| Let's Move It App | **运动指导：**健康管理服务中的一环，为用户记录每天的运动状况，并包括热量转换器和健康贴士等小工具。 |
| Wellness Tip of the Day App | **日常健康贴士：**来自克利夫兰诊所医疗专家的方便、快捷的每日健康贴士，主要内容包含运动、饮食、精神心理方面。 |
| Cleveland Clinic Stress Meditations App | **压力冥想应用：**包含克利夫兰健康研究所提供的八个易于使用的、有效的冥想方法，能够使使用者感到快乐、自信、镇静和健康。 |
| Go!to Sleep App | **睡眠助手：**记录用户的每天睡眠情况，形成跟踪记录表，用户可以通过应用提供的问卷得出影响睡眠质量的因素，并进行改进。 |
| Cleveland Clinic Innovations App | **克利夫兰诊所创新应用：**分享克利夫兰诊所的权威医生认为的未来可能会改变医疗服务的创新技术。 |
| MyChart App | **健康与诊疗档案：**医生可以通过健康档案了解患者的既往病史、生活方式、家族病史以及诊疗记录等信息，以便于提供全面、连续的服务。患者也可以通过健康档案了解自己的健康状况、查看预约信息、查询检查结果等。 |

图 3-2　克利夫兰诊所移动 APP 主要功能介绍

笔记

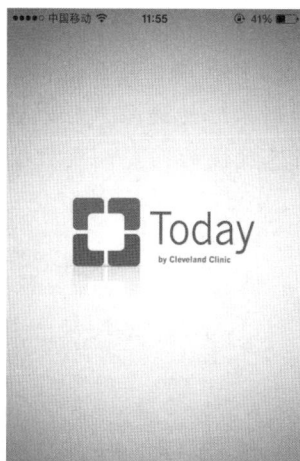

图3-3　Today APP 应用界面

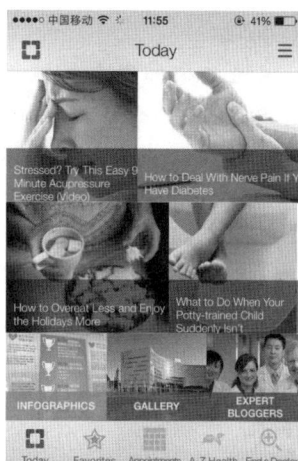

图3-4　健康资讯界面

①信息图

Infographics(图3-5)是最具特色的功能模块,它将健康信息与出色的美工 UI (user interface)相配合,透过图像的力量让生硬的数据显出趣味与生命力,也让用户可以轻松地理解并在脑海中留下印象,增强传播效果。本文以其中一个信息图——The Color Of Pee(尿液颜色)为例(图3-6)。众所周知,不同的尿液颜色代表不同的健康状况,这幅信息图将不同的尿液颜色由浅到深排列,在不同颜色旁边标注身体健康的现状,简便易懂。

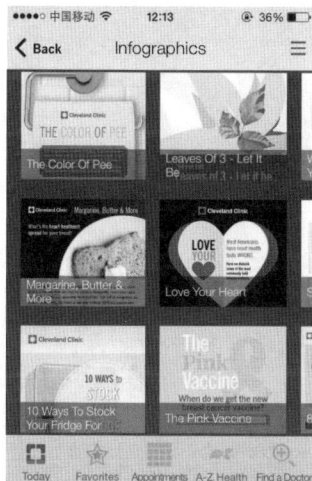

图3-5　Infographics(信息图)界面

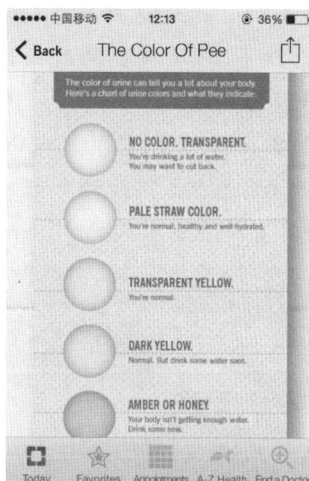

图3-6　尿液颜色信息

最初信息图使用最多的是在 IT 行业,但随着跨界浪潮的席卷,越来越多其他行业也开始使用信息图来推广信息。在美国和日本等国家,信息图的应用广泛,传播力强大,比如克利夫兰诊所的健康资讯信息图;而在国内,信息图的使用较为罕见,大部分医院 APP 还是以传统的文字模式传播健康资讯,篇幅冗长导致传播效果较差。因此,笔者认为学习国外的信息图模式能较好地改变国内健康教育效果较差的现状。

②图库相册

Galleries 通过画廊模式将健康贴士、饮食方式、生理常识等信息传达给用户,即在图片下方插入简单的注释,结合图片内容,更加形象地传递信息(图 3-7)。克利夫兰诊所的 Galleries 健康资讯存在着内容少且更新速度慢的问题。这种模式在国内新闻传媒 APP 中也较为常见,典型例子如网易新闻,因此不多加赘述。

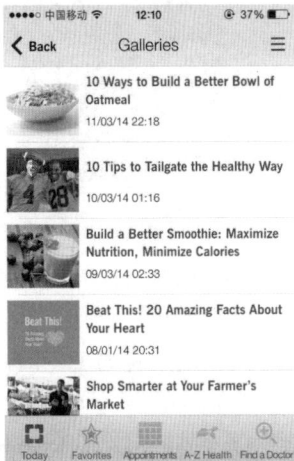

图 3-7　Galleries(图库相册)　　　　图 3-8　Expert Bloggers(专家博客)

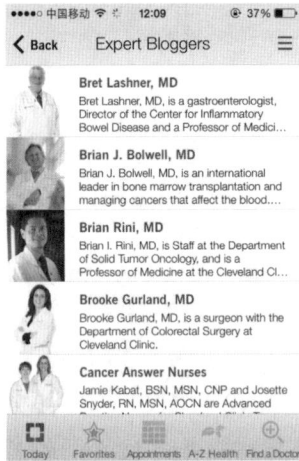

③专家博客

克利夫兰诊所 APP 中,通过 Expert Bloggers(专家博客)传播具有权威性的健康信息(图 3-8)。通过这种渠道传播的资讯往往是当下最新的研究成果或者最贴近生活的健康贴士,具有极强的时效性、先进性与实用性。

(2)预约服务

克利夫兰诊所 APP 的 Appointments(预约诊疗)服务功能(图 3-9)与国内医院 APP 相差无几,主要包括预约挂号、联系医生、医生查询、健康档案和医院导航等功能,比较具有特色的就是 MyChart(健康档案)。

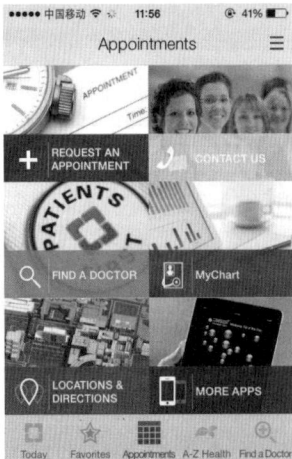

图 3-9　Appointments(预约诊疗)界面　　　　图 3-10　Find a Doctor(医生查询)

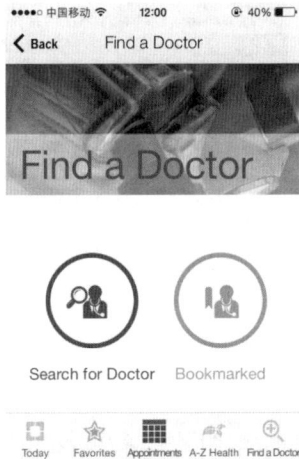

用户进入医生查询界面(图 3-10)后,可以根据姓名或者专长等查询医生,也可

以查看以前就诊过的医生,进入介绍界面后可以看到医生的照片、联系方式、职称学历、主治领域和诊疗人群等信息(图3-11、图3-12)。

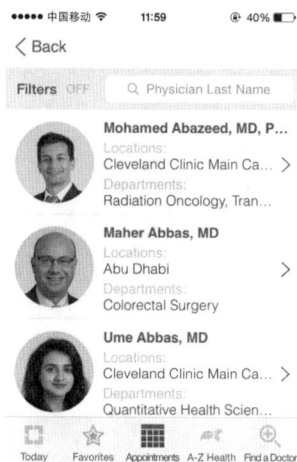

图3-11 进入 Search for Doctor 界面

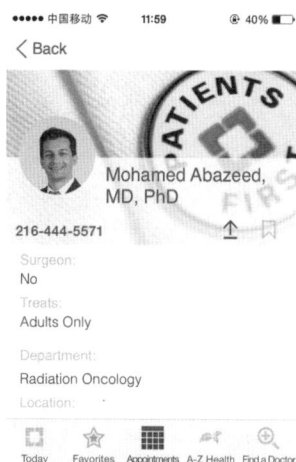

图3-12 医生详细介绍界面

除了较为完备的医生查询系统外,Today APP 的医院导航(图3-13)、医生咨询(图3-14)和健康档案(图3-15)等功能也很出色。

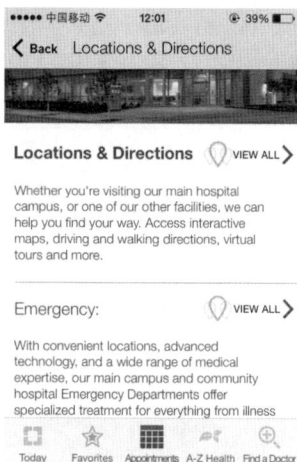

图3-13 Locations & Directions(医院导航)

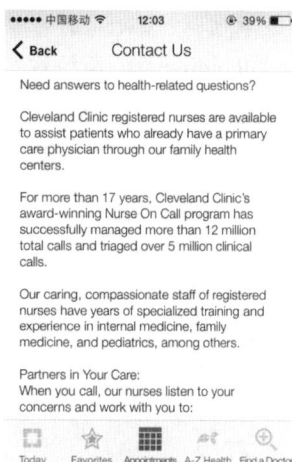

图3-14 Contact Us(医生咨询)

医院导航功能通过地图导航直观地显示医院地址、交通方式和医院周围的公共设施与服务等内容。在此功能中独具特色的是急救导航,APP 中特地列出 Emergency 模块并提供地图导航,让急诊患者在没有救护车急救的情况下,更快捷方便地找到急诊中心,防止延误病情。这在国内的 APP 中从未见到。

医生咨询功能向用户提供一个平台,用户可以通过邮件或者电话向护士咨询关于养护方面的问题,在过去的17年里已经成功解决了超过1200万个问题。

健康档案功能在患者输入住院号和密码后可提供预约信息、检查结果、诊疗记录和健康指导等信息,其具体功能在后文的 MyChart APP 介绍中做详细介绍。

3. MyChart APP(健康档案)v3.5.1

MyChart APP(图3-16)是克利夫兰诊所为患者设计的健康档案应用,患者可以

笔记

通过医院就诊后的 ID 申请 MyChart 账户,与医生进行健康与疾病信息的在线沟通交流,还可以查询医院检查结果、预约信息、药物使用情况、既往史、免疫接种史、连续的个人健康指标监测档案以及家人的健康情况等信息。MyChart APP 中的 Medications(药物使用情况)功能(图 3-17)可以清晰地告诉患者每次就诊后需要使用的药物名称、数量、使用方法等信息。

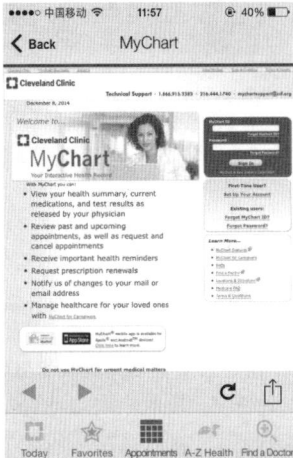

图 3-15    MyChart(健康档案)

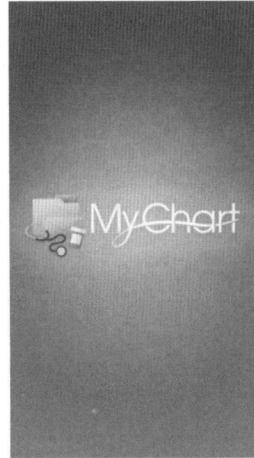

图 3-16    MyChart APP 主界面

在 Appointments(预约诊疗)功能方面,MyChart APP 与国内医院 APP 在功能内容方面相差无几,包括既往就诊记录以及未来的预约信息(图 3-18)。

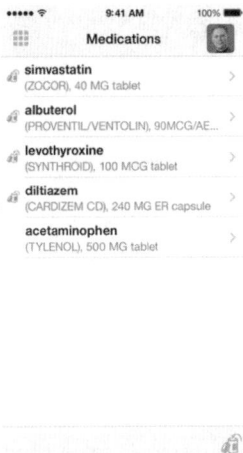

图 3-17    Medications(药物使用情况)

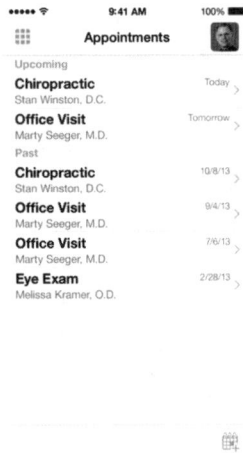

图 3-18    Appointments(预约诊疗)

在国内医院 APP 中,"掌上浙一"也拥有健康档案的功能,但其功能较为局限,仅包括个人病史的记录、各项检查结果的记录、服药记录和既往就诊记录等,其功能还是局限在诊疗档案上。相比而言,克利夫兰诊所 MyChart APP 的健康档案功能(图 3-19)实用性与全面性更为突出,它将每个人的血压、脉搏和运动情况等指标按时间关系(日、星期、月、年)做成连续的折线图,方便患者与医生监测不同时间段内的身体状况变化。可以根据某一指标的异常情况在线联系医务人员(图 3-20),询问原因以及解决方法,医生会在两个工作日内做出回复。

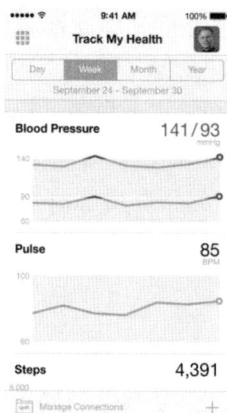

图 3-19　Track My Health(健康跟踪)

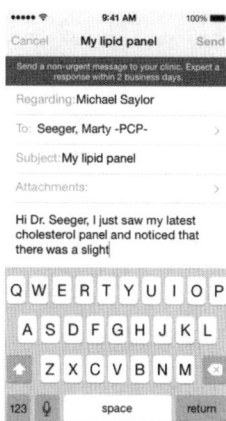

图 3-20　在线咨询

请思考并回答以下问题：

1.请下载使用浙一医院的"掌上浙一"APP,并以"掌上浙一"为例,简述"掌上浙一"APP 的功能特点。

2.请分析医院 APP 的应用对医院产生的影响与作用。

3.请简述医院 APP 目前存在的问题。

**主要知识点**

## 健康信息技术的发展趋势

医疗健康信息技术(HIT)正在以惊人的速度发展。近年来,HIT 一直保持快速发展的趋势。伴随着移动技术、云计算、虚拟化、临床分析和国际信息标准( 如 ICD-10)的普及,HIT 将成为来来 IT 领域中最活跃的部分。

### (一)移动医疗健康

美国医院信息管理协会(HIMSS)给出的定义为,mHealth,就是通过使用移动通信技术,如 PDA、移动电话和卫星通信来提供医疗服务和信息,具体到移动互联网领域,则以基于安卓和 iOS 等移动终端系统的医疗健康类 APP 为主。它为发展中国家的医疗卫生服务提供了一种有效方法,在医疗人力资源短缺的情况下,通过移动医疗可解决发展中国家的医疗问题。"TD－LTE"高清、移动、无线的技术优势,可以帮助救护车上的医护人员,通过移动高清视频获得清晰、快速的远程指导,不错过治疗的"黄金半小时";社区医生带上移动医疗诊断设备,可以随时请大医院的专家进行远程会诊;社区医疗信息平台,可以用短信、彩信、WAP、呼叫中心等方式向公众提供掌上医讯、预约挂号等服务。

目前,在全球医疗行业采用的移动应用解决方案,可基本概括为:无线查房、移动护理、药品管理和分发、条形码患者标识带的应用、无线语音、网络呼叫、视频会诊和视频监控。可以说,患者在医院所要经历的所有流程,从住院登记、发放药品、输液、配液/配药中心、标本采集及处理、急救室/手术室到出院结账,都可以用移动技术予以优化。因为

**笔记**

37

移动技术能够高度共享医院原有的信息系统,并使系统更具移动性和灵活性,从而达到简化工作流程,提高整体工作效率的目的。

移动技术的另一个显著贡献是减少医疗差错。在对患者护理过程中,有可能出现护理人员交接环节的失误,以及在发药、药品有效期管理、标本采集等执行环节的失误。据美国权威机构的调查显示,每年有超过 1500 万例的药品误用事故在美国医院内发生。为了避免这些失误,就需要医护人员及时地得到和确认患者的医疗信息,确保在正确的时间、对正确的患者进行正确的治疗。

### (二)云计算和虚拟化

云计算是一种通过互联网以服务的方式提供动态可伸缩的虚拟化资源的计算模式。美国国家标准与技术研究院(NIST)这样定义"云计算":"云计算是一种按使用量付费的模式,这种模式提供可用的、便捷的、按需的网络访问,进入可配置的计算资源共享池(资源包括网络、服务器、存储、应用软件、服务),这些资源能够被快速提供,只需投入很少的管理工作,或与服务供应商进行很少的交互。"

云计算的核心技术是并行计算。并行计算(parallel computing)指的是同时使用多种计算资源解决计算问题的过程,是提高计算机系统计算速度和处理能力的一种有效手段。它的基本思想是用多个处理器来协同求解同一问题,即将被求解的问题分解成若干个部分,各部分均由一个独立的处理机来并行计算。并行计算系统既可以是专门设计的、含有多个处理器的超级计算机,也可以是以某种方式互连的若干台独立计算机构成的集群。通过并行计算集群完成数据的处理,再将处理的结果返回给用户。

虚拟化是个宽泛的技术术语,是指将各类资源,如计算资源等加以抽象,并对具体的技术特性加以封装隐藏,对外提供统一的逻辑接口。而虚拟化是云计算的重要支撑技术,可以说是虚拟化为我们带来了"云",同时也是云计算区别于传统计算模式的重要特点。常见的虚拟化技术包括网络虚拟化、服务器虚拟化、存储虚拟化、应用虚拟化、桌面虚拟化等。

### (三)大数据与临床数据分析

大数据(big data),或称巨量资料,指的是所涉及的资料规模巨大到无法透过目前主流软件工具,在合理时间内达到撷取、管理、处理并整理成为对企业经营决策更有帮助的信息。大数据具有"4V"特点,即 volume(大量)、velocity(高速)、variety(多样)和 value(价值)。"大数据"是需要新处理模式才能具有更强的决策力、洞察发现力和流程优化能力的海量、高增长率和多样化的信息资产。从某种程度上说,大数据是数据分析的前沿技术。简言之,从各种各样的数据中,快速获得有价值的信息的能力,就是大数据技术。

对所有医疗机构来说,临床数据分析都是第一要务,海量数据正开始从研究步入主流。大数据技术运用于临床分析,医生能发现什么是最普遍的疾病和状况、不同治疗过程的康复率,以及远程实时了解患者的生命体征。

就医院而言,这同样也为其提供了运用患者数据发现罹患慢性病(如糖尿病、哮喘和高血压)患者的方式。这些慢性病患者经常需要反复就医,临床分析提供的信息能帮助医生更好地识别、训练和教育这些患者,以便更好地应对疾患,降低昂贵的急诊和随访费用。

## 医院应用手机 APP 开展医疗服务建设现状分析

1.请以浙江大学医学院附属第一医院的"掌上浙一"为例,简述"掌上浙一"APP 的功能特点。

2012 年 8 月 30 日,浙江大学医学院附属第一医院正式实施国内首创的"智慧医院 掌上浙一"医疗服务新模式。"掌上浙一"手机应用大众版是专门针对到该院就诊的患者设计的,主要包括智能分诊、实时挂号、手机查询检查报告、医院地理位置导航、楼层导航、专家医生介绍及出诊信息;另外,还提供定期更新的健康信息和包括疾病库、药物库在内的随身健康百科全书。"智慧医院 掌上浙一"项目是"数字化医院示范"建设项目的重要组成部分,该院在国内先进的数字化医院建设的基础上,创新性地提出了基于移动互联网技术的国内首款医疗手机应用"掌上浙一"。该服务模式以现代移动终端为切入点,将手机的移动便携特性充分应用到医疗流程中,大大简化就医流程。该服务模式通过该院多位临床专家两年多的努力,收集了大量的医学健康相关数据,经过反复数据建模完成,做到专业可信;并耗时两个多月完成与医院原 HIS 系统对接。"掌上浙一"功能界面如图 3-21 所示。

(1)手机挂号。普通门诊实时挂号,挂号成功后即收到短信,告知患者就诊序号、前面还有多少人在排队、需要等多久、在几楼就诊等相关信息。患者可凭此短信直接就诊,不需要排队取号。专家门诊同样可以在手机上预约。挂号费用,目前可通过支付宝、网上银行支付,医保患者如何将医保卡绑定手机支付还在研究中。当然,用户也可以选择"先诊疗后付费"模式,先行挂号、检查、配药等诊疗过程,全程结束后,再一次性付清费用,即"一站式结算服务"。患者无须在接受每项诊疗服务时往返于各楼层之间分别缴费,不仅减少了门诊排队人数,也在一定程度上抵制了"黄牛",解决了"看病烦"的问题。

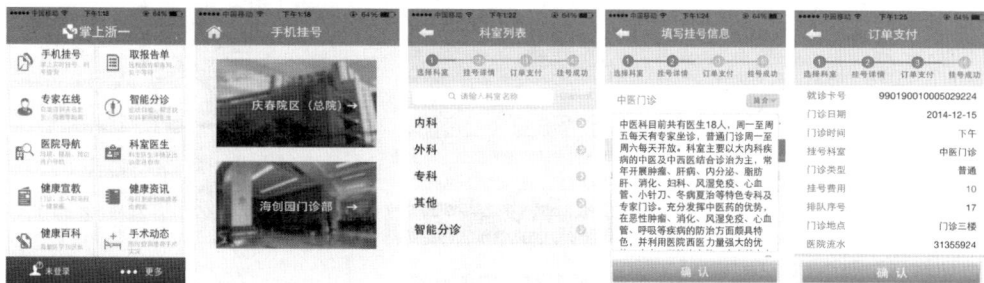

**图 3-21　"掌上浙一"功能界面**

(2)取报告单。通常患者在接受检查、化验项目后,需要在院等待至少半小时以上时间,有的报告需要隔天或一周后取,对于上班人士和外地用户都是不方便的。手机取报告单的功能让患者不用在医院窗口或者自助终端旁等待,凭借个人检查化验

笔记

的回执单,只要输入姓或姓名,加上录入医嘱号或扫描条形码的形式,就能在第一时间读取报告单,还可以将其进行本地保存。这一功能和医院取单的时间是同步的。

(3)专家在线。以科室为单位,患者可查看科室医生的特长及资质(图 3-22),还有其他患者咨询过的历史问题和对该医生的评价。患者可通过文字、图片、语音形式发送即时消息给医生,也可以选择医生开通的电话预约的时间段进行预约咨询。医生在咨询中占主导地位,在收到患者的推送消息后及时回复,适时地关闭患者提问,从而结束一次咨询;患者在结束问题后给医生评价及打星。若选择电话咨询,则有 15 分钟通话机会与医生交流。

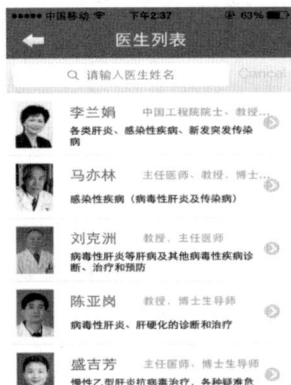

**图 3-22　专家在线**

(4)智能分诊。选择性别和输入年龄进入智能问诊,只要点击人体模型上的部位就能模拟门诊医生问诊(图 3-23),与系统进行问答,系统会根据特定的加分规则,计算出用户可能罹患的疾病,并根据发病风险的高低依次罗列。用户在查看疾病详细信息后,可直接通过推荐科室进行挂号预约。

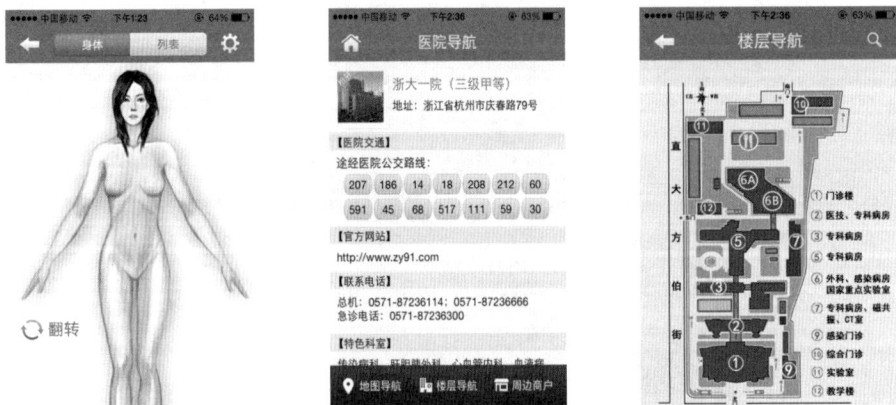

**图 3-23　智能分诊**

(5)医院导航。外调百度或 Google 地图完成院外导航;展现院内平面图,查看院内楼层、科室所在位置;使用手机 LBS 定位,实现院内实时动态导航。

(6)科室医生。可查看医院科室的门诊和病区、床位数、联系电话和科室诊疗设备,以及医生擅长疾病、门诊排班时间、门诊地点和挂号费等。

(7)健康百科。包括知识库查询、医院信息查询和资讯查询、工具检测。可查看疫苗接种信息、化验指标分析和疾病库、药物库、急救库,还可通过乙肝自测、预产期计算、BMI 自测、高血压自测等工具进行检测。

(8)健康宣教(图 3-24)。包括出院手册、入院手册(图 3-25)、门诊手册,可了解门诊、出入院流程,省时省力,避免一些不必要的麻烦和困扰。

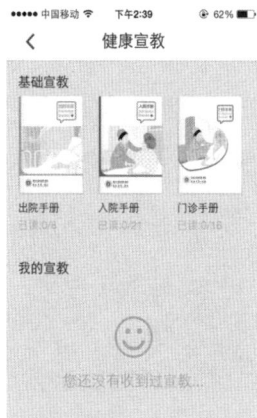

图 3-24　健康宣教　　　　　　图 3-25　入院手册

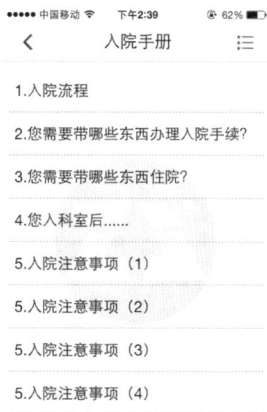

(9)健康资讯。每天更新推送健康信息,让用户轻松学习健康的有关知识。

(10)手术动态。随时查询患者手术实况。

(11)健康档案。包括检查、不适记录、病史、服药、用药提醒、我的医生六大功能区。

**2.请分析医院 APP 的应用对医院产生的影响与作用。**

(1)APP 填平医患信息鸿沟。患者可以获得实时挂号、叫号查询、取报告单、智能分诊寻找医院对应科室和医生、在线咨询实名医生、医院及医生信息查询、浏览健康资讯等服务,还能查询疾病、药物、急救等专业医疗知识。集合了工具、内容以及服务的掌上医院串起了患者在医院就医过程中需要获取的一系列信息和服务。对于患者而言,过去这些信息和服务是碎片化的,甚至是缺失的。

(2)APP 再造就医流程,构建医院与患者交流平台。在传统医疗流程中患者挂号、看病、取药的过程,并没有和医院产生强的连接。而移动医疗可以改造、简化整个过程。这不仅是患者的需求,也是医生和医院的需求。试想下这样一个情景,一个患者想找医生沟通时,他在做手术,患者可能需要等上一个下午的时间,等他出了手术室,问题的解决只需要几句话就行。这大大浪费了患者的时间和精力。但是,如果有了移动应用做载体,患者可以发起即时请求,医生在手术间歇,虽然出不了手术室,但能快速地与患者沟通。

对于医院来说,几万人次的门诊量是相当大的压力。而在掌上医院的医患互动板块中,可能就有数万个患者的问题被回复了。这些人本可能需要到医院挂号、找到科室、找到医生,但现在他们不必到医院就能解决问题。在掌上医院中,患者可以取到化验报告单,并提交给医生查看有哪些问题,并且可以选择快递服务拿到化验单。对于患者,特别是外地患者而言,不必为了一个报告滞留医院所在地两三天。

笔记

41

这些就医流程的优化,大大提升了患者的就医体验,提高了患者满意度。

(3)APP传播医院品牌价值。医院 APP 作为一个交流应用平台,可进行医院品牌宣传:展示特色科室、专科专家、医院动态等信息,并实时将医疗消息免费、即时地推送给患者,给用户提供贴心服务,提高其就医满意度,起到传播医院品牌价值的作用,提升医院声誉。

(4)APP提升医院服务品质。医院 APP 为用户提供症状自查、健康科普、智能分诊等功能,将医院的服务延伸到用户身边,拉近用户与医院的距离。同时,医院可根据 APP 的下载、使用情况和用户反馈意见,进行及时规划调整,从而完善医院的服务项目,提高医院品质,促进医院健康发展。

3.请简述医院 APP 目前存在的问题。

作为医疗行业和 IT 行业结合的产物,医院 APP 既继承了两者的优点,同时也不可避免地携带着网络化时代的缺陷因子。

(1)医疗误诊与延诊风险。就患者而言,由于专业知识的缺失和表达能力的不同,其对自身的病症或者状况可能无法进行有效而准确的表达。这就会导致医生通过 APP 了解到的患者状况不属实或者不准确,所谓"差之毫厘,谬以千里"。医者,死生之大事,岂能儿戏。就医者而言,中医讲究"望、闻、问、切",其真意有二,作为医者,要全面了解患者的状况,即通过望、闻、问、切等多种途径系统地搜集患者病理信息,从而得出最准确的判断,而移动医疗 APP 在某种程度上只是让医者进行"望"和"问"的程序,而至于"闻"和"切"则由于未与患者有实质性接触而无从着手,这也就决定了专家通过移动医疗 APP 得到的信息是不全面的。所以,患者只通过移动医疗软件向医生传送自身患病或者身体不适等信息,既未通过专业的医疗设备检查,也无医生的当面诊断,这样一来,出现误诊与延诊情况的可能性就极大。

(2)信息安全。注册医院 APP 需要实名认证,并输入身份证号、病历号以及支付方式等私人信息。如何保护个人信息是个大问题。

(3)责任风险。在线问诊可能会给医生带来风险。在目前的医疗体系中,医院为医生承担了一部分法律责任。一旦出现医疗纠纷,医务科就会出面协调解决,而不是让医生独自面对。如果在线问诊中发生了医疗纠纷,谁来保护医生?一般的就医行为都具有属地特性。举个例子来讲,如果杭州的一位患者在线提问,而回答问题的医生远在河南,能够解决的问题就很有限。

**能力和知识拓展**

## 医院 APP 与医院微信公众号

医院微信公众号是很多医院便民就诊平台。据有关数据分析,包括浙江大学医学院附属第一医院、浙江大学医学院附属邵逸夫医院、杭州市第一人民医院在内的 11 家省、市级公立医院都已开通微信公众号。

笔记

用户可以通过手机微信查询专家介绍、出诊安排、就诊流程、住院流程等信息。现在,微信功能也日趋完善和丰富,可进行挂号预约、微信支付等功能。如杭州市第一人民医院的微信信息查询,包含 B 超排队、胃镜排队、检验状态等服务内容。预约挂号栏中除了可以预约挂号外,还有门诊指南和检查指南等有用信息。

但相比于 APP,微信平台更强调健康知识的普及、信息的推广。但是,公众号的有些信息是实时的,宣传信息是被动的,用户很可能因为没有及时浏览而失去第一时间获取信息的机会。另外,微信公众号取消关注情况普遍,效果一般。

## 医院 APP 与一般医疗 APP

目前,中国医疗健康类 APP 大致分为以下三类:其一,是类似于"就医助理 APP""挂号 APP"等专门为看病就医而服务的 APP;其二,由企业推出的针对普通大众的医疗 APP,为大众提供健康建议或一定的标准以供参考,如"春雨掌上医生""掌上药店""快速问医生"等;其三,是专门为医学专业型用户提供服务的产品和眼科或牙科等细分领域的产品。

此类产品是基于移动终端的医疗类应用软件,目前已有 2000 多款移动医疗 APP,主要提供寻医问诊、预约挂号、购买医药产品以及查询专业信息等服务。

现今,医疗 APP 的广泛推广使得部分用户依赖于医疗 APP 看病。但这不太现实,没有经过专业的医疗设备检查,也没有医生的当面诊断,容易出现误诊情况和产生医疗纠纷。另外,通过医疗 APP 诊断,一旦发生医疗事故和纠纷,往往因为证据不全或者缺失,难以解决。在健康和医疗类信息可以在互联网上轻松获得的今天,用户需要的不仅仅是唾手可得的互联网资讯,更深层次的需求是与医生专家直接的沟通和交流。

医院开发官方 APP 并推广就是宣传这家医院,解决患者问题,提升医疗质量。用户可以跟该医院医生直接进行沟通交流,疑问得到及时有效的解答,目标选择明确,方便就医。医生也能通过 APP 了解患者信息,为其制定个性化的跟踪治疗方案,设置在手机应用中,定期向患者推送服药、复查提醒以及宣教资讯,实现双向交流。若在医院 APP 上发生事故和纠纷,也有对象可以负责,更加方便可靠。

**实训与指导**

**(一)实训目标**

1. 检验对以移动医疗健康信息为代表的健康信息技术的发展趋势的理解和掌握程度。
2. 训练理论结合实际的案例分析能力,归纳、总结、提炼关键问题等的基本能力。
3. 掌握常用的健康信息管理学基本研究方法及相关能力。

**(二)实训内容与形式**

## 国内三甲医院手机 APP 应用体验

1. 体验对象:可选择以下 2~3 所医院的 APP 进行安装使用。

**笔记**

（1）掌上浙一 v1.9.10（浙江大学医学院附属第一医院）

（2）掌上长海 v1.1.8（第二军医大学附属长海医院）

（3）瑞金医院移动助医系统 v1.3（上海交通大学医学院附属瑞金医院）

（4）温医一院 v1.0.4（温州医科大学附属第一医院）

（5）掌上湘雅 v1.0.6（中南大学湘雅医院）

（6）健康西南 v1.4.0.0（重庆西南医院）

2. 移动 APP 的功能主要通过以下 12 个方面进行体验比较。

（1）手机挂号：包括专家预约、普通挂号、叫号查询三个模块内容。最大限度地缩短了患者排队挂号的时间，方便就医。

（2）智能分诊：找对医生挂对号。手机应用的智能分诊模块能模拟临床医生问诊流程，让患者可以对病情进行自我评估，并为患者推荐合适的科室就诊，做到找对医生挂对号。

（3）取报告单：远程报告单查询，患者无须在医院等待，大大提高就诊效率。同时，手机报告单查询会提供医学参考值范围，供患者初步判断病情是否严重。

（4）结算支付：患者还可以选择手机网银支付，或选择"先诊疗后付费"模式。该模式下，患者可先行诊疗，包括挂号、检查、配药等，当全过程结束后，再一次性付清费用。患者无须在接受每项诊疗服务时往返于各楼层之间单独缴费。

（5）专家咨询：通过实名认证的医患互动平台，临床一线医生在线问诊，患者可对医生发起图文、语音等多途径咨询，获得最及时、专业的解答。

（6）手术动态：让患者家属能够实时查询患者手术实况，缓解家属紧张情绪，增进医患沟通。

（7）医院简介：包含医院的基本情况，院外的公交、驾车、步行路线导航，院内的各楼层导航及医院周边酒店、银行、加油站等商户信息，为外地患者就医提供温馨周到的服务。

（8）医生介绍：按就诊科室分类介绍不同科室、不同职称的医生详情与出诊信息，方便患者就医时根据需要选择医生。

（9）健康档案：医生将患者信息上传至计算机的同时，同步到手机客户端，让患者了解自己的健康信息，也方便以后的会诊，提供全面、连续的健康服务。

（10）健康资讯：提供健康教育信息，加强疾病的三级预防，帮助人们树立正确的健康意识，改变不良的生活习惯，减少健康危险因素，达到人人健康的目的。

（11）健康百科：各种疾病、药物、急救知识与检查单的简单了解，并提供健康自测小工具，增强患者的自我管理能力。

（12）服务评价：患者通过 APP 将自己对就诊服务的意见与需求信息反馈给医院，医院可以根据建议做出相应的改变以提高服务质量，这里的服务评价是指患者对医疗服务的评价，而不是对 APP 的评价。

3. 请写出两个你觉得比较重要的三甲医院 APP。

4. 综合分析：通过对上述医院 APP 的了解，请归纳出各医院 APP 当前的健康信息服务热点领域。

笔记

**（三）实训要领**

1. 了解国内三甲医院常用 APP 的现状。

2. 了解国内三甲医院常用 APP 的用户体验及其技术应用。

**（四）实训要求与考核**

1. 分组完成。调查研究过程实行任务分解,研究过程应当在充分发挥所有成员主动性、积极性的基础上实现同学间的互助、交流和协作,共同完成调查研究的数据收集、信息录入、统计处理及报告撰写等。

2. 提交书面报告。要求:字数控制在 1500~2000 字。（1）阐述调查对象的确定;（2）论述采用的调查方法及依据;（3）调查信息整理与核查;（4）统计分析方法的选择及相关依据;（5）调查报告的撰写,要求针对调查结果进行分析并得出明确的结论。

3. 调查研究报告由组长根据小组成员在参与资料查找、小组讨论、调查研究、报告撰写等过程中的贡献度进行初步评分,最后由老师根据评分规则打分。

**（五）实训书面记录或作业**

**调查研究报告**

一、请根据"实训内容与形式"中问题 1 和 2 相关要求,将体验写成调查报告

_____

_____

_____

_____

二、请根据实训材料回答以下问题

1. 请写出两个你觉得比较重要的三甲医院 APP。

①APP 名称:_____

健康信息服务热点领域:_____

_____

_____

_____

②APP 名称:_____

健康信息服务热点领域:_____

_____

_____

笔记

_____

_____

2.综合分析:通过对上述医院 APP 的了解,请归纳出各医院 APP 当前的健康信息服务热点领域。

_____

_____

_____

_____

_____

(熊　军　赵发林　徐勇勇)

# 第四章

# 健康风险评估

通过案例分析与实训练习：

巩固  识别健康危险因素的方法和健康风险评估的基本流程；

培养  灵活运用常见慢性病健康风险评估的方法、内容以及结果的解释；

扩展  运用健康风险评估的结果进行进一步健康干预的技巧,融会贯通健康风险评估在健康管理中的应用,明确其对于成功开展行为方式干预等活动的积极作用。

**导入案例**

### 疾病风险评估系统在中南大学湘雅医院健康管理中心
### 开展个人健康管理服务的实践和思考

为全人群提供全方位的健康管理服务是如今诸多健康管理机构(包括健康管理公司、各级医院健康管理中心、体检中心以及疗养机构等)的一大发展趋势。全方位健康管理,包括健康监测、健康风险评估和分析、健康指导、健康危险因素干预等一系列的配套服务。通常认为,健康风险评估可以指明健康管理的方向,增加个体对健康危险因素的认识,有效促进健康干预的依从性。在体检之后,配合详细的健康问卷调查,使用相应的健康风险评估计算工具,为个体计算出各种常见慢性疾病(如心脑血管疾病等)的未来发病概率,已经成为健康管理服务的重要内容之一。因此,如何构建一个信息涵盖全面而又操作便捷的健康风险评估系统,是各个健康管理机构在提供健康管理服务中面临的难点和重点之一。

中南大学湘雅医院、华中科技大学同济医学院附属同济医院、中国医科大学附属第一医院、武汉大学人民医院等400多家单位均使用了Seehealth健康管理平台开展健康管理服务。本案例重点介绍此平台的疾病风险评估系统在中南大学湘雅医院健康管理中心的合作实践。中南大学湘雅医院健康管理中心的前身为2004年成立的湘雅医院健康体检中心,2010年10月更名为健康管理中心(以下简称中心)。中心下设体检中心和健康教育办公室,是目前湖南省机构设置最齐全、健康体检质量最高的专业健康管理机构之一。Seehealth健康管理系统的应用,为该中心能够开展全面、连续、有效的健康信息收集、评估、管理及健康管理相关服务提供了支持。

本案例将以该中心提供的针对个人健康管理服务的个人健康管理报告为范例，介绍健康风险评估的具体流程、实施内容和评估报告等。某男性，45 岁，就职于湖南某公司，连续几年在该中心接受体检服务。现以该患者 2015 年 3 月 22 日接受体检后的个人健康管理报告(图 4-1)为例进行详细阐述。该个人健康管理报告由四大部分组成：①综合健康信息(包括健康信息汇总、整体健康状况、重要指标趋势及历次体检比对)；②疾病风险评估(包括高血压病风险评估、糖尿病风险评估、肥胖症风险评估、脑卒中高危人群风险初筛评估、缺血性心血管病 10 年发病危险度及代谢综合征风险评估)；③日常保健建议(包括生活方式分析、饮食保健处方、运动保健处方、心理保健处方、中医体质辨识及就医检查建议)；④相关健康信息(包括体检项目释义、体检异常解读及本次体检报告)。这份报告中，健康风险评估的结果体现在第一部分"综合健康信息"中的"健康信息汇总"中，并且参与了整体健康状况的评分；主要内容则展现在第二部分"疾病风险评估"。其中"健康信息汇总"的内容见图 4-2，该男性获得的综合健康评分为 356 分，在中心目前的 74914 名客户中排名第 52918 位，而所有客户的平均综合健康评分是 583。在"疾病风险评估"部分中，该报告以疾病为类别，针对主要常见慢性病的风险评估分别给出相应的评估报告，具体为高血压病风险评估(图 4-3)、糖尿病风险评估(图 4-4)、肥胖症风险评估(图 4-5)、脑卒中高危人群风险初筛评估(图 4-6)、缺血性心血管病 10 年发病危险度(图 4-7)、代谢综合征风险评估(图 4-8)。针对每一种疾病所采用的风险评估工具来源和依据则各

中南大学湘雅医院
xiangya hospital central-south university

**个人健康管理报告**

Health Management Report

编　号：100100101
姓　名：※※※
性　别：男
年　龄：45 岁
单　位：※※※ ※※※
问卷日期：2014-03-27
体检日期：2014-03-27

**中南大学湘雅医院健康管理中心**

本档案非医疗诊断报告，任何医疗行为请遵从医嘱。

图 4-1　个人健康管理报告

**健康信息汇总**

一、主要健康问题

| | |
|---|---|
| ● 疾病诊断 | 脂肪肝　超重　肝内胆管结石　屈光不正 |
| ● 阳性发现 | 血压偏高　甘油三酯偏高　肺纹理增多 |
| ● 既往病史 | 血脂异常 |
| ● 家族病史 | 高血压(父) |

二、生活方式情况

| | |
|---|---|
| 饮食：膳食结构不合理 | 运动：体力活动不足 |
| 吸烟：不吸烟，有被动吸烟 | 饮酒：偶尔饮酒 |
| 睡眠：不充足 | 心理：心理压力比较明显 |

三、慢病风险情况

| | | | |
|---|---|---|---|
| ● 高血压病 | 很高风险 | ● 脑卒中 | 高危 |
| ● 肥胖症 | 高风险 | ● 缺血性心血管病 | 极低危 |
| ● 糖尿病 | 中度风险 | ● 代谢综合征 | 很高风险 |

四、重要指标情况

| 指标 | 结果 | 参考 | 单位 |
|---|---|---|---|
| 体重指数(BMI) | 26.67 | 18.5~23.9 | kg/m² |
| 体重(Wt) | 78 | 54.1~70.2 | kg |
| 腰围(Wc) | 93 | <95 | cm |
| 收缩压(SBP) | 148 | 90~139 | mmHg |
| 舒张压(DBP) | 82 | 60~89 | mmHg |
| 空腹血糖(FPG) | 5.43 | 3.9~6.1 | mmol/L |
| 尿酸(UA) | 181 | 90~420 | mmol/L |
| 总胆固醇(TC) | 4.13 | 2.85~6 | mmol/L |
| 甘油三酯(TG) | 1.93 | 0.3~1.7 | mmol/L |
| 高密度脂蛋白(HDL-C) | 0.93 | 0.8~1.7 | mmol/L |
| 低密度脂蛋白(LDL-C) | 2.60 | 2~3.6 | mmol/L |

图 4-2　健康信息汇总

笔记

## 高血压病患病风险评估

高血压是常见病多发病，也是心脑血管疾病最重要的危险因素。2002 年我国成人高血压患病率达 18.8%，至今仍呈增长态势，每 5 个成人中就有 1 人患高血压。

### 一、主要参数

| 参数名称 | 本次结果 | 上次结果 | 正常参考 | 需要注意 |
|---|---|---|---|---|
| 高血压家族史 | 有 | 有 | 无 | ※ |
| 收缩压 | 148 | 142 | 90～139mmHg | ※ |
| 舒张压 | 82 | 82 | 60～89mmHg | |
| 腰围(男) | 93 | 92 | 85～95cm | |
| 体重指数 | 26.6 | 25.4 | 18.5～23.9 | ※ |
| 食盐入量 | 高 | 较高 | 正常 | ※ |
| 饮酒状态 | 偶尔 | 偶尔 | 从不 | |
| 体力活动情况 | 不足 | 不足 | 一般 | |
| 感到精神压力 | 很大 | 较明显 | 几乎没有 | ※ |

### 二、评估结果

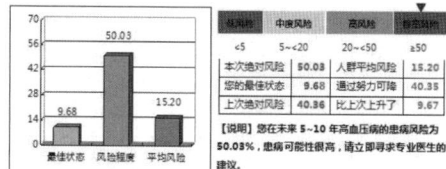

| 极合格 | 中度风险 | 高风险 | 非常高风险 |
|---|---|---|---|
| <5 | 5～<20 | 20～<50 | ≥50 |

| | | |
|---|---|---|
| 本次绝对风险 | 50.03 | 人群平均风险 15.20 |
| 您的最佳状态 | 9.68 | 通过努力可降 40.35 |
| 上次绝对风险 | 40.36 | 比上次上升了 9.67 |

【说明】您在未来 5～10 年高血压的患病风险为 50.03%，患病可能性很高，请立即寻求专业医生的建议。

※您的血压值已经超出正常范围，可能是偶测现象，也可能已患高血压，请近期复查并到专科随诊！

### 三、预防要点

【饮食】晚餐应少而清淡，以豆油腻食物可能诱发心血管意外。食用油要用含维生素E和亚油酸的植物油，控制胆固醇的摄入量，多吃高纤维食物，如素、青菜、大白菜、冬瓜、番茄、茄子、豆芽等，以及少量鱼、虾、禽肉、脱脂奶粉、蓝青等。

【饮酒】少量饮酒对高血压的发病率影响不大，但大量次酒或者有个人对酒精敏感的，肯定会使血压升高。临床观察到，高血压病人戒酒后可使血压下降，恢复次酒后发生猝死和急性脑出血的病例屡见不鲜。

【心理】具有不稳定型个性的人长期紧张、压抑、忧虑，人际关系紧张，易患高血压病。

> 提示　根据您所提供的生活方式指数及本次健康体检结果，参考《中国高血压防治指南2010》，经标序健康管理系统计算得出的结论。本结论属于趋势性分析，不作为诊断和治疗的依据。

**图 4-3　高血压病风险评估**

## 肥胖症风险评估

肥胖症是指内脂肪堆积过多和（或）分布异常，通常伴有体重增加。2002年我国成人超重率为22.8%，肥胖率为7.1%，大城市成人超重率和肥胖现患率分别高达 30.0%和12.3%。

### 一、主要参数

| 参数名称 | 本次结果 | 正常参考 | 需要注意 |
|---|---|---|---|
| 肥胖症家族史 | 无 | 无 | |
| 体重指数 | 26.67 | 18.5～23.9 | ※ |
| 腰围(男) | 93 | 85～95cm | |
| 甘油三酯 | 1.93 | <1.7mmol/L | ※ |
| 米面类每天食量 | 2～4 碗 | 2～4碗 | |
| 肉类每天食量 | ≥5 两 | <5两 | ※ |
| 能量消耗等级 | 低等 | 中等 | |
| 体力活动情况 | 不足 | 一般 | ※ |
| 睡眠充足程度 | 不充足 | 一般 | ※ |

### 二、评估结果

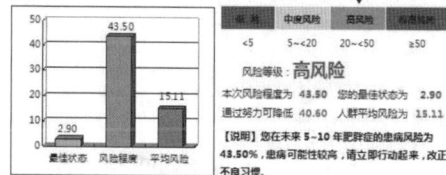

| 合格 | 中度风险 | 高风险 | 非常高风险 |
|---|---|---|---|
| <5 | 5～<20 | 20～<50 | ≥50 |

**风险等级：高风险**

本次风险程度为 43.50 您的最佳状态为 2.90
通过努力可降低 40.60 人群平均风险为 15.11

【说明】您在未来 5～10 年肥胖症的患病风险为 43.50%，患病可能性较高，请立即行动起来，改正不良习惯。

### 三、预防要点

【饮食】食欲亢进者可用替代饮食(饮水、无糖饮料、多纤维饮食等)，切不可每日只吃一餐或两餐来减肥，同时补充蛋白质，增加瘦肉、鸡蛋、豆制品饮食，在控制热能减肥时，每日宜至少每公斤体重供给1克蛋白质，一般可按每公斤体重1.2～1.5克掌握。

【运动】运动可以增加机体能量的消耗，而且可以帮助调动体内的物质是不同的。运动不但能增强胃肠蠕动及其血液循环，改善胃肠功能，而且也不像饮食控制那样样容易损伤，要在确定控制每天运动量的大小，有时过量的运动在消耗体内脂肪的同时也消耗了体内其他营养素，多作体力劳动和体育锻炼，力争体重每月减轻0.5～1斤而渐渐达到理想体重。

> 提示　根据您所提供的相关信息及本次健康体检结果，Seehealth 疾病风险评估系统分析得出在未来 5～10 年患不良性病的风险概率。本结论属于趋势性分析，不作为诊断或治疗的依据。

**图 4-5　肥胖症风险评估**

## 糖尿病风险评估

糖尿病是以慢性血糖水平增高为特征的代谢性疾病，可引起多系统和重要组织器官损害。2008 年，我国 20 岁以上人群中，年龄标化的糖尿病患病率为 9.7%，而糖尿病前期的比例更高达 15.5%。

### 一、主要参数

| 参数名称 | 本次结果 | 正常参考 | 需要注意 |
|---|---|---|---|
| 糖尿病家族史 | 无 | 无 | |
| 空腹血糖 | 5.43 | <6.1mmol/L | |
| 餐后血糖 | -- | <7.8mmol/L | |
| 体重指数 | 26.67 | 18.5～23.9 | ※ |
| 甘油三酯 | 1.93 | <1.7mmol/L | ※ |
| 饮食喜好甜 | 有 | 无 | |
| 能量消耗等级 | 低等 | 中等 | |
| 体力活动情况 | 不足 | 一般 | |
| 吸烟状态 | 从不 | 从不 | |

### 二、评估结果

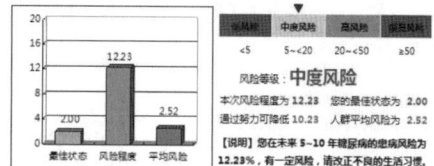

| 合格 | 中度风险 | 高风险 | 非常高风险 |
|---|---|---|---|
| <5 | 5～<20 | 20～<50 | ≥50 |

**风险等级：中度风险**

本次风险程度为 12.23 您的最佳状态为 2.00
通过努力可降低 10.23 人群平均风险为 2.52

【说明】您在未来 5～10 年糖尿病的患病风险为 12.23%，有一定风险，请改正不良的生活习惯。

### 三、预防要点

【饮食】必须控制总热量，一般是低热、低脂、低糖、高纤维膳食。面对宴席上的"丰盛食物"要像蜡烛框杆木一样多样化地品尝一点，选择性地少吃一些，这样饱了口福，也不至于超量。要少吃食糖、糖果、蜂蜜、甜食以及甜饮料，避免高糖食物吸收引起血糖骤升、增加胰腺负担，以而加重病情。

【运动】研究显示，让一组糖尿病人每周6次单腿踏自行车训练3个小时，另一条腿则保持静止。3 月后测量两条腿的肌肉组织对葡萄糖的摄入情况，发现糖尿病患者运动腿的胰岛素敏感性与健康个体相近。运动可以使过剩的脂肪组织消耗，还可以达到降低血糖的作用。

> 提示　根据您所提供的相关信息及本次健康体检结果，Seehealth 疾病风险评估系统分析得出在未来 5～10 年患不良性病的风险概率。本结论属于趋势性分析，不作为诊断或治疗的依据。

**图 4-4　糖尿病风险评估**

## 脑卒中高危人群风险初筛评估

脑卒中是指急性起病，迅速出现局限性或弥漫性脑功能缺失征象的脑血管临床事件，给人类健康和生命造成极大威胁，早期筛查高危人群能有效控制脑卒中的发生。

### 一、危险因素

| | | |
|---|---|---|
| 既往脑卒中或 TIA 病史 | ○是 ⊙否 | 1. TIA 即短暂性脑缺血发作，表现为一过性讲话不清、偏瘫、偏身感觉障碍、单眼黑蒙、眩晕、行走不稳等。 |
| 血压≥140/90 | ⊙是 ○否 | |
| 房颤或瓣膜性心脏病 | ○是 ⊙否 | |
| 吸烟 | ⊙是 ○否 | |
| 血脂异常或不知 | ○是 ⊙否 | 2. 体育锻炼很少：次数<3 次/周且<30 分钟/次，从事中重度体力劳动者视为经常有体育锻炼。 |
| 糖尿病 | ○是 ⊙否 | |
| 体育锻炼很少 | ⊙是 ○否 | |
| 明显超重（BMI≥26kg/m²） | ⊙是 ○否 | 3. 体重指数（BMI）=体重/身高²（kg/m²） |
| 脑卒中家族史 | ○是 ⊙否 | |

### 二、初筛结果

| 风险分级 | ☑高危 | □中危 | □低危 |
|---|---|---|---|
| 管理分级 | 强化管理 | 规范化管理 | 健康管理 |

### 三、相关建议

您属于脑卒中"高危"人群，请至相关专科就诊，在专家指导下行相应检查，包括实验室检查、头颈部血管影像学检查等，并依结果进行综合诊治、健康教育及规范的随访干预，出现脑卒中症状立即就医。

| 如何降低您的脑卒中风险 | 重视下列任何一个卒中症状 |
|---|---|
| 1. 定期测量并控制您的血压；<br>2. 检查血浆是否有心房颤动；<br>3. 戒烟或限烟，请您戒掉它；<br>4. 检查并减少您的高胆固醇；<br>5. 如有糖尿病请遵医生建议控制血糖；<br>6. 每日进行体育锻炼；<br>7. 低盐低脂饮食等。 | 1. 面部：微笑，是否出现一侧面部口角歪斜；<br>2. 上肢：抬举双侧上肢，是否存在有一侧上肢无力；<br>3. 语言：重复表达一个词组，是否存在言语表达或理解障碍；<br>4. 时间：假如您有上述任何症状，请立即去医院或者拨打急救电话。 |

【注】本评估参考 2010 年卫生部《脑卒中高危人群筛查和干预试点项目管理办法（试行）》。结论属于趋势性分析，不作为诊断或治疗的依据。

**图 4-6　脑卒中高危人群风险初筛评估**

**缺血性心血管病 10 年发病危险度**

缺血性心血管病包括冠心病事件和缺血性脑卒中事件,其中冠心病事件包括急性心肌梗死、冠心病猝死和其他冠心病死亡,脑卒中事件包括出血脑卒中(包括蛛网膜下腔出血)缺血性脑卒中和不能分类的脑卒中,但不包括小卒中(TIA)和其他原因引起的脑血管病。本评估针对未发生上述事件者。

**一、评估参数**

| 性别:男 | 年龄:45 岁 | 吸烟:否 | 糖尿病:否 |
|---|---|---|---|
| 收缩压(SPB):148 mmHg | 体重指数(BMI):26.67 | 总胆固醇(TC):4.13mmol/L | |

**二、评估结果**

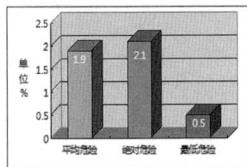

说明:
绝对危险【2.1%】:当前条件下您 10 年缺血性心血管病发生的可能性。
平均危险【1.9%】:同年龄、同性别人群的平均发病危险。
最低危险【0.5%】:同年龄、同性别人群中,收缩压＜120 mmHg,体重指数＜24,血清总胆固醇＜5.2 mmol/L,不吸烟,无糖尿病者的发病危险。

**三、评估分析**

**2.1%**

| 极高危 | 高危 | 中危 | 低危 | ▼ 极低危 |
|---|---|---|---|---|
| ＞40 | 20~ | 10~ | 5~ | ＜5 |

您的绝对危险比同性别、同年龄人群的平均危险净增加 0.2%(2.1%~1.9%),是其 1.1 倍。
您的绝对危险比同性别、同年龄人群的最低危险净增加 1.6%(2.1%~0.5%),是其 4.2 倍。
您本次评估处于【极低危】水平,请保持良好的生活方式,关注自身健康。

**四、参数说明**

1. 糖尿病患者定义为使用胰岛素或口服降血糖药者,或空腹血糖浓度超过7.0 mmol/L(126 mg/dl)者,或餐后(正常后的2小时)血糖浓度超过11.0 mmol/L(200 mg/dl)(分两次测)。
2. 吸烟者定义为每天至少1支1支,连续吸烟≥1年,以及评估前一年内吸烟者;
3. 收缩压分别测两次,取其平均值,用于风险评估,但不据此作为治疗前的基础值。

【注】:本评估来源于国家"十五"攻关"冠心病、脑卒中综合危险度评估及干预方案的研究"课题。

图 4-7 缺血性心血管病 10 年发病危险度

**代谢综合征风险评估**

代谢综合征(Metabolic Syndrome,MS)是一组以肥胖、高血糖(糖尿病或糖调节受损)血脂异常(指高甘油三酯血症和/或低 HDL-C 血症)以及高血压等聚集发病,严重影响机体健康的临床征候群。目前研究结果显示,代谢综合征患者是发生心脑血管疾病的高危人群,其罹患心血管病和 2 型糖尿病的风险均显著增加。

**一、主要评估参数**

| 项目 | 参数 | 结果 | 单位 | 判定条件 |
|---|---|---|---|---|
| 超重和(或)肥胖 | 体重指数(BMI) | **26.67** | kg/m² | ≥25 |
| 高血糖 | 空腹血糖(FPG) | 5.43 | mmol/L | ≥6.1 |
| | 餐后 2 小时血糖(2hPG) | 未检 | mmol/L | ≥7.8 |
| | 糖尿病(DM) | 否 | - | 是 |
| 高血压 | 收缩压(SBP) | 148 | mmHg | ≥140 |
| | 舒张压(DBP) | 82 | mmHg | ≥90 |
| | 高血压病 | 否 | - | 是 |
| 血脂紊乱 | 甘油三酯(TG) | **1.93** | mmol/L | ≥1.7 |
| | 高密度脂蛋白胆固醇(HDL-C) | 0.93 | mmol/L | ＜0.9 |

【说明】上述 4 个项目对应的任意一个参数符合判定条件,即为具备一个项目,具备 4 个项目中的 3 项或全部者可诊断代谢综合征。

**二、评估结果**

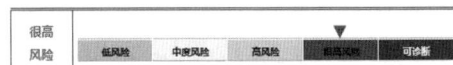

| 很高风险 | 低风险 | 中度风险 | 高风险 | ▼ 很高风险 | 可诊断 |

**三、防治建议**

【防治原则】应先启动生活方式干预,然后针对危险因素进行治疗,治疗目标是:体重在一年内减轻降低 7%~10%,争取达到 BMI 和腰围正常化;血压＜140/90mmHg(DM 患者＜130/80 mmHg);LDL-C＜2.6mmol/L、TG＜1.7 mmol/L、HDL-C 男性≥1.04 mmol/L、女性≥1.3 mmol/L;FPG＜6.1 mmol/L、2hPG＜7.8 mmol/L、HbA1c＜7.0%。

【综合建议】您的代谢综合征风险评估结果为"很高风险",表明您未患代谢综合征的风险很高,代谢综合征严重影响机体健康,您必须在日常生活中适当运动,注意保持理想的体重,改变饮食结构以减少热量摄入,远离烟草,定期参加体检,监控疾病发展,必要时专科就诊治疗。

【注】:本评估参考中华医学会糖尿病学分会(CDS)关于代谢综合征的诊断标准(2004),结论属于趋势性分析,不作为诊断或治疗的依据。

图 4-8 代谢综合征风险评估

有不同,该报告中给出的高血压、糖尿病以及肥胖症的风险评估均采用 Seehealth 疾病风险评估系统;而脑卒中高危人群风险初筛评估则参考了 2010 年卫生部《脑卒中高危人群筛查和干预试点项目管理办法(试行)》;缺血性心血管病 10 年发病危险度则来源于国家"十五"攻关课题"冠心病、脑卒中综合危险度评估及干预方案的研究"的研究成果;最后的代谢综合征风险评估则参考了中华医学会糖尿病分会(CDS)关于代谢综合征的诊断标准(2004)。

(案例来源:根据 http://www.seehealth.com.cn/关于评估的相关信息,以及中南大学湘雅医院健康管理中心在 2014 年全国健康管理学大会上提供的个人健康管理报告的案例模板的相关内容提炼编写)

问题:

1.请根据上述案例,简述健康风险评估操作流程和步骤。

2.请根据这份个人健康管理报告分析归纳该男性存在的主要健康危险因素。

3.请对上述案例中每一种疾病的风险评估结果进行详细解读。

**主要知识点**

## 一、健康风险评估的基本原理

笔记

健康风险评估包括三个基本模块:问卷、危险度计算、评估报告。

### 1. 问卷

健康风险评估的目的就是将健康数据转变为健康信息。信息与数据的一个重要区别是信息是处理后的数据所形成的一种形式,它可用来辅助做决策或支持其他行动。问卷是健康风险评估进行信息收集的一个重要手段,根据评估的重点与目的不同,所需的信息会有所差别。一般来讲,问卷的主要组成包括:①生理、生化数据,如身高、体重、血压、血脂、血糖等;②生活方式数据,如吸烟、饮酒、膳食与运动习惯等;③个人或家族健康史;④心理等其他危险因素,如精神压力、社会支持、生活满意度、睡眠等;⑤健康素养和知识方面的信息(有时候需要)。这些信息可由个人自行填报或由医务人员帮助提供,不管通过何种途径取得数据,其准确性都是首先需要保证的,它直接关系着后续的危险度计算及其结果,故应分清和强调各方提供问卷数据的责任和义务。

### 2. 危险度计算

危险度计算是指利用问卷采集获得的数据,通过一定的模型或方法来估计具有一定健康特征的个人在未来一定时间内发生某些疾病或健康结局事件的可能性。传统的危险度计算以死亡作为结局事件,但随着技术的发展及健康管理需求的改变,健康风险评估已逐步扩展到以疾病为基础的危险性评价;因为后者能更有效地使个人理解危险因素的作用,并能更有效地实施干预措施和减少费用。

在疾病危险性评估及预测方面一般有以下两种方法:

第一种是建立在单一危险因素与发病率的基础上,将这些单一因素与发病率的关系以相对危险性来表示其强度,得出的各相关因素的加权分数即为患病的危险性。由于这种方法简单实用,不需要大量的数据分析,是健康管理发展早期的主要危险性评价方法。比较典型的有美国卡特中心(Carter Center)及美国糖尿病协会(American Diabetes Association, ADA)的评价方法。很多健康管理公司都是在这些方法的基础上进行改进而推出自己的评价工具。

第二种方法是建立在多因素数理分析基础上,即采用统计学方法来得出患病危险性与危险因素之间的关系模型。为了能包括更多的危险因素,并提高评价的准确性,这种以数据为基础的模型在近几年得到了很大发展。所采取数理手段,除常见的多元回归外,还有基于模糊数学的神经网络方法及基于 Monte Carlo 的模型等。这种方法的典型代表是 Framingham 的冠心病模型,它是在前瞻性研究的基础上建立的,因而被广泛使用。Framingham 模型也被很多机构作为建立其他模型的基础,并由此演化出适合自己项目的评估模型。

### 3. 评估报告

健康风险评估报告的种类和各种报告的组合千差万别,较好的评估报告包括一份给受评估者个人的报告和一份总结了所有受评估者情况的人群报告。同时,与健康风险评估的目的相对应,个人报告一般包括健康风险评估的结果和健康教育信息。人群报告则一般包括对受评估群体的人口学特征概述、健康危险因素总结、建议的干预措施和方法等。健康风险评估的结果是健康风险评估报告的主要内容之一,其表达方式可以是多种多样的。为方便个人理解,评估提供者一般都会辅之以报告的简要解释和医生的详细解读,健康教育信息则依据个人的评估结果有针对性地给出,其形式也可以是多种多样的。

## 二、健康风险的几种表示方法

### 1.危险度

危险度计算是在对慢性疾病和前期暴露因素的流行病学研究的基础上进行的。前期暴露因素是指已经被科学研究所证实的、与一种或几种健康结局事件之间有定量关系的因素。前期暴露因素包括行为(如吸烟)、临床测量(如血脂)和历史因素(如乳腺癌的家族史)。健康结局则可用病死率或患病率表示。

单一前期暴露因素与一种健康结局事件之间的关系可以用多种方法进行计算,但最普遍的方法就是计算相对危险度(relative risk)。相对危险度表示的是与人群平均水平相比,危险度的偏高或偏低。人群平均的绝对危险度来自以年龄和性别为基础的人口疾病别死亡或发病数据。如果我们把人群平均的相对危险度定为1,那么其他相对危险度就是比1大或比1小的数字。将每个人的相对危险度与人群平均的绝对水平危险度相乘,就得到了未来一定时期内某种疾病或死亡的发生概率。将所有前期暴露因素和所有健康结局事件进行类似的计算后,就可以合计得到未来一定时期内死亡的总危险度。这个危险度就叫作评估(得到的)危险度(appraised risk)。必须记住的重要一点是,评估危险度适用于一个具有共同前期暴露因素的若干个个人组成的人群,而不能看作是某一个人的危险。

当一个死亡的原因有多种前期暴露因素,我们就要从多因素的角度来判断基本疾病的风险了。这种按病种的评估方法一般都是以发病率来表示,也就是未来若干年内患某种疾病的可能性,又称为绝对危险性。例如,对于心血管疾病,很多健康风险评估(health risk appraisal, HRA)系统使用基于美国 Framingham 心脏研究中心的 Logistic 回归方程来计算危险度。

### 2.理想危险度

HRA 的一个基本目标就是鼓励人们修正不健康的行为。为了计算每一种不健康行为的负面影响,可以对危险度进行二次计算。二次计算的基础是假设个人已经将每个不健康行为修正到了一个目标水平。例如,吸烟者已经戒了烟,高血压者已经将其血压降到了 138/88mmHg 以下。如此将所有前期暴露因素修正到目标水平计算出来的危险度叫作理想危险度(achievable risk)。

### 3.评估分值

对绝大多数 HRA 报告来说,给受评估者个人的报告有一些共同因素,就是评估分值。几乎所有的 HRA 报告都包括一个健康评估的整体分值,即根据受评估者在问卷上报告的现在的健康状况而得出的。该评分通过某种方法由评估危险度计算而来。

### 4.目标分值

报告评估分值时所使用的计分机制也常常被用于计算目标分值,即假设受评估者成功地实现了所有建议其做的改变后得到的分值。如果受评估者的问卷信息显示出他和

HRA 建议的所有目标已经吻合了，那么 HRA 不再向其推荐任何改变，目标分值也就与评估分值一样了。

5. 健康年龄

健康年龄是指具有相同评估总分值的男人或女人人群的平均年龄。为得到健康年龄，受评估者的评估危险度要与同年龄同性别人群的平均危险度相比较。如果某个人的评估危险度与人群平均危险度相等，则他的健康年龄就是其自然年龄。如果某人的评估危险度高于人群平均危险度，则他的健康年龄大于其自然年龄；反之，若评估危险度低于人群平均危险度，则其健康年龄小于自然年龄。可以获得的健康年龄通过比较他可以修正的危险度和人群平均危险度之间的差距而得来。"评价年龄"与"理想健康年龄"两者的差值即受评估者的寿命延长空间，也是健康管理可努力的空间。通常，HRA 报告会将"可争取的年数"分配到建议修正的各个前期暴露因素上。

### 三、健康风险评估报告的内容及结果解释

健康风险评估报告旨在帮助受评估者预测未来患某种疾病的可能性，相对于同年龄、同性别的一般人群的相对危险性，并提示受评估者可努力改善的空间。健康风险评估包括简单的个体健康风险分级方法和复杂的群体健康风险评估模型。疾病与健康评估根据生化物理体检指标、个性化健康检测及健康汇总问卷 3 项数据进行交叉认证，得出健康风险性评估报告。同时，依据受评估者存在的健康危险因素，通过评估系统计算可以得出相应的个性化膳食和运动干预指导处方，以便进行评估后的后续干预。需要注意的是，计算的结果只提供趋势性分析，评估系统也不能作为诊断工具，软件生成的评估报告应该辅以医生的详细解读，健康教育信息则依据个人的评估结果针对性地给出。

一般常见的健康风险评估报告及形式如下：

1. 个人健康信息汇总报告

本报告是受评估者的个人健康信息概况，可以清晰地看到受评估者的主要健康信息（包括个人疾病史、家族史、吸烟、运动情况、膳食情况等）和体检指标的本次汇总及与上次评估所录入的健康信息的前后对比，可作为受评估者的健康现状及变化情况的参考，但不要与相关医疗诊断进行关联。

2. 疾病风险评估报告

一般按照病种的形式来展示，如缺血性心血管疾病、肺癌、糖尿病、高血压等慢性病的风险评估。报告内容包括疾病风险评估结果、危险因素状况、可改善的危险因素提示三部分内容。

（1）风险评估结果。以风险等级（相对危险性）或发病率（绝对危险性）两种方式来表现个人在未来发生某种疾病的风险大小。一些报告中还会给出"当前风险"和"理想风险"的信息。"当前风险"所对应的发病率表示根据当前的危险因素状况计算出未来若干年内发生某种疾病的可能性大小，"理想风险"所对应的发病率表示控制各项可改变的危险因素后，未来若干年内发生某种疾病的可能性大小。"当前风险"和"理想风险"之间的差值，即受评估者的健康改善空间。如果受评估者已患某种疾病或已达到疾病诊断标准，则报告中不再显示风险评估结果。

(2)危险因素状况。以列表形式呈现与各疾病相关的危险因素、受评估者前后两次评估中各个危险因素的变化情况以及与参考值的对比。

(3)可改善的危险因素提示。使受评估者了解可通过控制哪些可改变的危险因素,来有效控制或降低疾病发生风险,同时也为后续个性化干预和健康指导服务提供了依据和切入点。针对(2)中的"危险因素状况"列表,如果受评估者不存在可改变的危险因素,则不显示"可改善的危险因素提示"这一部分内容。

3.健康生活方式评估报告

根据所提供的个人健康信息,对受评估者的整体生活方式及健康年龄进行评价。生活方式评分是对个人的生活方式信息进行全面分析后得到的数值。根据得分不同,来评价个人生活方式的健康程度,得分在 60 分以上可认为拥有基本合格的生活习惯,得分在 100 分被认为是最佳生活方式。

4.危险因素重点提示

可以专门列出受评估者目前存在的可改变的健康危险因素,并提供对应的理想范围、这些因素对健康的危害、控制这些危险因素对降低疾病风险的贡献度等,这些信息有助于进一步促使受评估者明确健康改善目标。

## 导入案例评析

### 疾病风险评估系统在中南大学湘雅医院健康管理中心开展个人健康管理服务的实践和思考

1.请根据案例,简述健康风险评估操作流程和步骤。

健康风险评估包括三大模块:问卷、风险计算和评估报告。这三大模块的操作流程则包括:(1)采集个人健康有关信息、进行有关医学检查。评估对象填写"个人健康及生活方式信息记录表",内容包括疾病史、家族史、膳食及生活方式、体力活动、心理状况等,并进行体格测量、心电图检查和临床实验室检查等,检查结果由健康管理医生填入问卷。(2)利用 Seehealth 健康管理系统等信息化系统进行健康风险的计算和结果的录入,并由负责医生进行核实,最终完成个人健康管理报告。(3)解释报告内容。健康管理医生向评估对象解释个人健康管理报告中"综合健康信息""疾病风险评估""日常保健建议"以及"相关健康信息"这四大模块的有关内容及意义,服务对象也可咨询有关问题。(4)跟踪指导。健康管理医生将评估的结果,包括健康信息清单、现患疾病及家族史、疾病危险性评价结果、疾病危险程度分级、健康管理处方等信息定期与评估对象保持联系,提醒评估对象按健康管理处方及健康行动计划去做。评估对象也可通过电话、门诊咨询等方式与健康管理医生保持联系。(5)再次随访,开展健康风险评估,进行健康教育和干预的效果评价。按疾病危险程度分级,对高度危险的评估对象可以每三个月随访一次,中度危险的服务对象的随访频率为每六个月一次,低度危险服务对象的随访频率为每年一次。

2.根据这份个人健康管理报告分析归纳该男性存在的主要健康危险因素。

从该男性的个人健康管理报告来看,就"疾病风险评估"这一部分开展的内容来说具体如下:该男性高血压患病风险的主要危险因素为收缩压偏高、体重指数超出正常范围、食盐摄入过量、饮酒、体力活动不足、精神压力过大;糖尿病患病风险的主要危险因素为体重指数超出正常范围、甘油三酯超标、体力活动不足;肥胖症患病风险的危险因素来自体重指数超出正常范围、甘油三酯超标、体力活动不足、每天摄入肉类超标、睡眠不足;脑卒中患病风险来自血压偏高、血脂异常、体育锻炼少、超重;而缺血性心血管病10年发病危险来自收缩压偏高、体重指数超出正常范围;最后,代谢综合征的患病风险来自超重、高血压、血脂紊乱这三个危险因素。所以,归纳来说,该45岁男性目前存在的主要健康危险因素为体重指数超出正常范围,收缩压偏高,体力活动不足(缺少体育锻炼),由精神压力大导致的睡眠不足,饮食结构不够合理(肉类、食盐摄入过量),甘油三酯超标导致的血脂异常,饮酒。不可改变的危险因素包括性别、年龄及高血压家族史。

3.请对案例中每一种疾病的风险评估结果进行详细解读。

①高血压:该45岁男性未来5～10年高血压的患病绝对危险度处于很高的水平,其患病概率的评估分值为50.03%,即未来5～10年其患高血压的概率为50.03%。而同年龄、同性别的人群平均患病概率的评估值仅为15.20%。但是,如果该名男性改变自己的不健康行为方式,如增强体育锻炼、控制食盐的摄入量、改变饮食习惯、戒酒、减轻精神压力,那么其患病概率可以大大降低至9.68%。②糖尿病:该男性未来5～10年糖尿病的患病概率为12.23%,属于中度风险,高于同年龄、同性别的平均患病概率(2.52%)。但是,该男子如果能够增加体育锻炼等体力活动,改善饮食结构,则患病概率可以降低至2%。③肥胖症:该男子肥胖症的患病风险处于高风险,未来5～10年肥胖症的患病概率为43.5%,而同年龄、同性别的一般人群的平均患病风险仅为15.11%。但是该男子可以通过改善饮食结构(少油、少肉、少盐),同时增加体力活动和保证充足睡眠等方式来降低其患病风险至2.9%。④脑卒中:该男子脑卒中的患病风险属于高危风险,应至相关专科医院就诊,检查是否有心房颤动和高胆固醇血症。同时,该男子还需要改变不良生活习惯,包括低脂低盐饮食,加强体育锻炼,并定期测量和控制血压。⑤缺血性心血管病10年发病危险:该男子未来10年内发生缺血性心血管病的概率为2.1%,处于低风险水平,而同年龄、同性别的一般人群平均发病风险为1.9%,而如果该男子还能够进一步控制自己的血压水平和体重指数,则可以达到最低患病风险0.5%。⑥代谢综合征:该男子患代谢综合征的风险处于很高风险水平,应立即启动生活方式干预,调整饮食结构,同时加强体育锻炼。

最后,需要注意,所有的疾病风险评估结果均代表的是趋势性分析,是为后续健康教育和健康干预提供依据,但不可作为诊断或治疗的依据。

笔记

**能力和知识拓展**

### 缺血性心血管病 10 年发病危险度风险评估模型的建立背景和统计方法

从 20 世纪 80 年代开始,我们国家"十五"攻关项目"冠心病、脑卒中综合危险度评估及干预方案的研究"课题组,根据我国人群冠心病相对低发、脑卒中相对高发的特点,选择了中美心肺血管疾病流行病学合作研究所搜集的队列随访人群资料,采用 Cox 比例风险回归模型拟合建立针对中国人群最优的缺血性心血管病总体风险预测模型。该队列研究以冠心病和脑卒中发病、死亡事件以及全死因死亡的事件作为随访的主要终点,在剔除主要危险因素资料不全者后共计 9903 人,截至 2000 年,平均随访 15.1 年,共发生冠心病事件 105 例、缺血性脑卒中 266 例、缺血性心血管病 360 例。根据上述数据,课题组最终构建了分性别的缺血性心血管病(ischemic cardiovascular diseases, ICVD)事件 10 年发病危险预测模型。该定量预测模型经过 90 年代新建队列资料的验证,其男性最优模型的预测精确度为 79.9%,女性最优模型的精确度高于男性模型,为 84.4%。由此证明,该分性别的缺血性心血管病风险预测模型具有较好的预测能力,能够较好地反映我国人群心血管病的综合危险,成为我国最具代表性的心血管病风险预测方法之一。具体地说,该研究以 10 年内缺血性心血管病事件作为预测模型的因变量,以 6 个主要危险因素[年龄、收缩压(SBP)、体重指数(BMI)、血清总胆固醇(TC)、是否患有糖尿病(GLU)和是否吸烟]作为自变量,采用 Cox 比例风险回归模型拟合分性别的最优预测模型。

### Cox 比例风险回归模型

Cox 比例风险回归模型(Cox's proportional hazards regression model)是 1972 年由英国统计学家 David R. Cox 提出来的,是适用于生存分析的一种统计学模型,在涉及生存数据的医学领域应用广泛。其优点在于可以同时考虑多种危险因素对生存时间分布的影响,并评价每一种危险因素对生存时间分布的影响程度,以便研究者进一步剖析各个危险因素的重要性。同时,该方法不仅不需要考虑生存时间本身的分布,还可以同时考虑缺失的数据。值得注意的是,Cox 比例风险回归模型使用需满足的假设前提是,这些影响生存时间分布的危险因素并不会随时间而变化。

### 健康风险评估与临床诊断的关系

临床诊断即确诊个体所患疾病的过程和采取的手段,即根据实际情况,调查了解影响个体健康的环境因素,对个体进行全面检查,采用先进的仪器设备和实验室检查,找出发病原因、疾病的性质、个体的功能障碍情况等,以及判定患者的预后和

笔记

确定防治的方法。而健康风险评估是对个人的健康状况及未来患病或死亡危险的量化评估。两者区别在于:

(1)出发点不同。临床诊断立足于个体身体的异常症状,查找病因,以便确诊所患疾病。而健康风险评估立足于个体或群体健康危险因素的数据收集,构建评估或预测的统计模型,以便进行风险评估。

(2)手段不同。临床诊断主要通过临床医生的观察和相关仪器设备及实验室检查,而健康风险评估资料的收集虽然也需要实验室的检查,但更多的是通过问卷调查,并采用相应的统计学方法实现数据到信息的转化。

(3)目的不同。临床诊断的最终目的是对症治疗,而健康风险评估的最终目的是根据评估结果进行健康干预。

临床诊断的体检资料以及实验室检查数据可以作为健康风险评估的重要信息,健康风险评估的结果也可以为临床疾病的诊断提供参考依据。健康风险评估是一种技术和方法,也是一项积极有益的工作,可以依据自身条件,至少在生活方式评估等某一方面尝试就能获得显著效果。

## 健康风险评估的局限性

由于健康风险评估采用了当时的检查和问卷调查数据,其时效性是很明显的。评估的结果只对应当时的状态,随着这些数据的变化,其评估结果也会发生变化。因此,健康风险评估应该是一个长期持续的过程,多次评估得出来的趋势更能说明真实的风险。

随着健康风险评估的工具不断丰富,越来越多的健康相关数据(包括健康风险评估信息)被收集、分析和储存。不同的信息使用者(受评估者个人、医生、研究人员、健康教育者、保险组织等)对健康风险评估信息的使用角度和目的各不相同,但在使用时应该遵守一些共性的原则。从伦理的角度来说,健康评估信息应该被有效保密、可得并可控制;从信息交流的角度来说,健康评估信息应该能够清楚、准确地传达评估结果,并对改善健康具有影响力。

目前,已有不少学者和机构开发了对冠心病、脑卒中、糖尿病、癌症等许多疾病的评估和预测模型。如何评价这些模型的使用价值呢?其实,对未来疾病风险的预期和自然科学领域里对天气、地震等自然现象的预测颇为相似,疾病的预测就是一个"健康天气预报",对于不同疾病的预测,其准确性或吻合率与对不同自然现象的预测一样,会有较大的差别。疾病的预测模型中比较成熟、准确的是对发病率较高的常见慢性病的预测,如对缺血性心脏病的预测、糖尿病的预测和脑卒中的预测等,就像天气预报中对气温和降雨的预测一样,有较大的参考价值。而当前对于癌症发生的预测就像对地震的预测一样,准确性尚不尽如人意,一方面,癌症本身是一大类疾病,不同系统、不同类型的癌症(恶性肿瘤)的病因和发病机制差别极大;另一方面,癌症发病率很低,大部分癌症发病机制尚不够明确,很难全面地进行评价。因

笔记

此,当前在健康管理实践中广泛开展癌症发病的定量预测的实际意义有限,但针对有明显癌症家族史或处于特定危险因素下(如放射环境)的极高危人群,可以考虑采用特定的检测技术进行风险评估和危险因素监测,并结合已明确的癌症相关危险因素进行健康教育,对癌症的预防仍有很大价值。

## 实训与指导

### (一)实训目标

1.检验对健康风险评估的概念、流程、内容、目的等基本知识的理解和掌握程度。

2.掌握针对人群的健康风险评估的研究方法及能力。

3.训练理论结合实际,开展与健康风险评估相关的调查研究,提出相关科学问题和假设,并设计具体调查研究的内容和流程等科学研究设计的能力。

### (二)实训内容与形式

要求根据以下材料进行分析。

【材料1】健康风险评估不仅可以给出针对单个受评估者的个人报告,还可以给出总结了所有受评估者情况的人群报告。针对人群的健康风险评估报告,一方面可以针对人群进行描述性统计分析,了解不同人群中的各项健康危险因素和各种常见慢性疾病危险度的分布;另一方面,利用人群的评估结果,根据危险因素和疾病危险度等将人群进行分类,进行人群靶向干预,提高干预的针对性和有效性,通过对不同风险的人群采取不同等级的干预手段,可达到资源的最大利用和健康的最大效果。换句话说,进行健康风险评估后的各个人群,可依据一定的原则采取相应的策略,进行分类健康管理。

【材料2】虽然健康风险评估被认为是帮助个体综合认识健康危险因素,鼓励和帮助人们修正不健康的行为,制订个体化的健康干预措施的第一步,但由于健康风险评估是一种趋势性研究,并不具备临床诊断的属性,因此在实际健康管理工作的开展过程中,健康风险评估的大众接受度和普及性并不高。所以,如何提高健康风险评估的接受度是一个值得深思的问题。换言之,如何开展健康风险评估的相关人群研究,调查健康风险评估对于帮助个体识别其健康危险因素和修正其不健康行为的有效性,是一个非常值得深入探讨的课题。健康风险评估有效性研究可以从多种角度进行,例如,探讨"以健康风险评估为基础的健康促进措施"对于修正个体不健康行为的有效性评价;针对各项健康危险因素,探讨"健康风险评估"对哪一类的健康危险因素的改变最具有积极作用,能最有效地修正哪一类的不健康行为等。与之相关的研究在近几年都有不同的学者进行了相关的研究,例如,R. E. Soler 等人于 2011 年发表的论文:*A systematic review of selected interventions for worksite health promotion: the assessment of health risks with feedback*,再如 E. K. Laan 等人于 2012 年发表的 *Effectiveness of a web-based health risk assessment with individually-tailored feedback on lifestyle behavior: study protocol* 等。其中 R. E. Soler 等人的文章指出"以健康风险评估为基础的健康促进措施"可以非常有效地降低吸烟率,减低脂肪类饮食,控制高血压和血清总胆固醇含量,以及饮酒量。而对于促进身体活动与提高卫生保健的利用率上也有一定的积极作用。但在身体成分的改变以及蔬菜量的摄入这两项上，"以健康风险评估为基础的健康促进措施"没有明显的作用。

1. 在实训材料 1 中，提到了健康风险评估的个人报告，一般来说，其内容主要包括以下几个方面：①生理、生化数据，如身高、体重、血压、血脂、血糖等；②生活方式数据，如吸烟、饮酒、膳食与运动习惯等；③个人或家族健康史；④心理等其他危险因素，如精神压力、社会支持、生活满意度、睡眠等。同时，材料 1 中还谈到了以个人健康风险评估报告为基础的"群体健康管理报告"。请根据个人报告所涉及的四方面内容，设计出群体健康管理报告的内容，并针对每一项内容，给出进行描述性统计分析时所用到的方法和最后的结果呈现形式。（1000 字左右）

2. 根据实训材料 2，在相关的科学搜索引擎上以"the assessment of health risks with feedback"为关键词，进行文献搜索，并归纳总结目前健康风险评估研究和关注的热点、重点和难点。（800 字左右）

3. 根据实训材料 2，以及上述文献搜索的结果，结合你的兴趣点所在，提出一个与健康风险评估当前所关注的难点、重点或热点相关的科学问题，并解释选择该问题的理由。（500 字左右）

4. 假设你已经在一家健康管理机构就职，而目前该健康管理公司已经积累了大约 5000 名固定客户连续 5 年来的体检和健康风险评估相关数据（具体的健康风险评估内容可参考本章的案例 1），而这样的数据积累还将在未来 5 年内持续。请根据你在上一个问题中提出的科学问题，设计一套切实可行的科学研究方案。简述你的研究背景、研究目的、研究内容、研究方法和预期结果这 5 个方面内容，从而为帮助公司完善健康风险评估相关的方法、内容和流程等方面的服务提供依据。（3000 字左右）

### （三）实训要领

1. 学习和掌握实训中涉及的本章主要知识点。

2. 掌握健康风险评估在实践过程中面临的难点和不足，学习提取健康风险评估中面临的科学问题及设计科学研究项目的基本思路及方法。

3. 提升将相关理论知识进行整合并改进健康风险评估的设计和流程的能力。

### （四）实训要求与考核

1. 分组完成。如果以分组形式完成，应当对实训过程实行任务分解，即分别以 1 名同学为主分段承担资料查找、内容分析和归纳总结、撰写书面报告等工作。研究过程应当在充分发挥所有成员同学主动性、积极性的基础上实现同学间的互助、交流和协作。

2. 提交书面报告。要求：分析题的字数达到要求，观点明确、说理清楚，既要讲清楚作为理由和依据的基本知识和文献支持，更要针对案例和背景研究所获得的材料，进行深入思考、讨论和提炼，得出明确的结论。

3. 分组完成的案例分析报告由组长根据小组成员在参与资料查找、小组讨论、内容分析、报告撰写等过程中的贡献度进行初步评分，最后由老师根据评分规则打分。独立完成的材料分析报告由老师根据评分规则打分。

笔记

### （五）实训书面记录或作业

## 案例分析报告

### 一、材料1

在实训材料1中,提到了健康风险评估的个人报告,一般来说,其内容主要包括以下几个方面:①生理、生化数据,如身高、体重、血压、血脂、血糖等;②生活方式数据,如吸烟、饮酒、膳食与运动习惯等;③个人或家族健康史;④心理等其他危险因素,如精神压力、社会支持、生活满意度、睡眠等。同时,材料1中还谈到了以个人健康风险评估报告为基础的"群体健康管理报告"。请根据"个人报告"所涉及的四方面内容,设计出"群体健康管理报告"的内容,并针对每一项内容,给出进行描述性统计分析时所用到的方法和最后的结果呈现形式。（1000字左右）

_____
_____
_____
_____
_____
_____
_____
_____
_____
_____

### 二、材料2

1. 根据实训材料2,在相关的科学搜索引擎上以"the assessment of health risks with feedback"为关键词,进行文献搜索,并归纳总结目前健康风险评估研究和关注的热点、重点和难点。（800字左右）

_____
_____
_____
_____
_____
_____
_____
_____
_____

笔记

2.根据实训材料2,以及上述文献搜索的结果,结合你的兴趣点所在,提出一个与健康风险评估当前所关注的难点、重点或热点相关的科学问题,并解释选择该问题的理由。(500字左右)

_____

_____

_____

_____

_____

_____

_____

3.假设你已经在一家健康管理机构就职,而目前该健康管理公司已经积累了大约5000名固定客户连续5年来的体检和健康风险评估相关数据(具体的健康风险评估内容可参考本章的案例1),而这样的数据积累还将在未来5年内持续。请根据你在上一个问题中提出的科学问题,设计一套切实可行的科学研究方案。简述你的研究背景、研究目的、研究内容、研究方法和预期结果这5个方面内容,从而为帮助公司完善健康风险评估相关的方法、内容和流程等方面的服务提供依据。(3000字左右)

_____

_____

_____

_____

_____

_____

_____

(叶成荫 蒋红霞 帅乐耀 肖文辉)

笔记

# 第五章

# 健康教育学

通过案例分析与实训练习：

巩固　健康相关行为改变的理论,健康教育与健康促进的概念,健康教育与健康管理的计划设计,健康教育与健康管理实施和评价等主要知识点;

培养　分析社区或特定人群健康需求,制订相应的健康教育计划;

扩展　灵活运用健康传播的基础知识,并将其应用于慢性病高危人群或患者的健康教育活动中。

**导入案例**

## 某县老年人 2012 年度健康教育计划

**（一）背景**

1. 当地的人口特征和健康状况

本县地处鄂西北,辖区面积 1355 平方公里,辖 15 个乡镇(街道办事处)和一个开发区,399 个行政村,共有老年人 21.9 万人。目前,慢性非传染性疾病仍是影响老年人健康的主要因素。

2. 老年人群健康需求分析

2011 年,对老年人群进行的健康状况摸底调查结果显示:

(1)健康知识知晓率普遍较低。按照接受健康教育比例由高到低排列分别为:没有接受过健康教育(46%)、接受过慢性病防治(37.7%)、更年期保健(27.6%)、饮食营养和用药(23%)、健康生活方式(22.4%)、老年运动(12.9%)、老年心理健康(6.7%)、牙齿/视听力保护(5.5%)、老年社交(3.1%)。

(2)不良生活习惯态度有待改变。"存在不良生活习惯是否会改"的回答情况是:觉得能改就改不勉强的占 50%,一定会改的占 35.7%,觉得影响不大不需改的占 7%,觉得身体好没必要改的占 4.6%,无法改掉的占 2.7%。

(3)平时吃饭不注意营养搭配。摸底发现,不太注意营养搭配的占 47.1%,基本注意的占 29.1%,很注意的占 13.1%,从不注意的占 10.7%。

(4)最希望了解的健康知识。前三位的是慢性病防治、更年期保健、老年健康生活方式。各项知识选择率由高到低分别是慢性病防治(35.7%)、更年期保健

笔记

62

（18.2%）、老年健康生活方式（8.9%）、饮食营养（8.3%）、老年运动（1.8%）。

3.服务资源分析

本县有1个县计生站、15个乡镇服务站，共有技术服务人员79人，有71人取得生殖健康咨询师资格，取得各类健康相关执业资质人员达95%。各服务站均按国家标准实行标准化建设，设有家庭保健室、咨询室和健康教育园地，配备了相关仪器设备。2011年全县计划生育部门发放生殖健康宣传材料2万份，举办健康教育讲座4场，使963名群众接受教育。

按中日技术合作家庭保健项目要求，结合摸底调查结果及已有服务能力，拟打算在全县16个乡镇（街道办事处、开发区），每个乡镇（街道办事处）选择1个试点村（社区），开展健康生活方式（运动、社交活动）倡导、常见病（高血压、糖尿病等慢性病和常见妇科病）防护等服务。

**（二）目标和产出**

1.目标

提高老年保健服务的可获得性。

指标：老年健康教育活动参与率达到50%以上。

2.产出（成果）

（1）服务机构提供/增加老年保健服务。

指标：干预对象保健服务的满意度达50%；老年健康教育活动覆盖率达到50%以上。

（2）老年人群保健意识得到增强。

指标：干预对象慢性疾病防治知识知晓率达40%以上；干预对象健康生活方式知识知晓率达40%以上。

**（三）项目活动**

活动1："一句叮咛话，健康生活化"空巢老人家访

活动2："运动一下子，健康一辈子"集体舞活动，倡导健康生活方式

活动3："计生之窗"老年慢性病防治电视专栏

活动4："口味淡一点，寿命长一点"健康管理包大放送

**（四）评价方案**

活动1是提供随访服务，要求干预对象每户家访不少于2次，并且有调查记录。

活动2由试点村（社区）提供场所、组织集体舞，要求每个试点村（社区）有活动场地，培养5～10名宣传骨干。

活动3在电视台定期开设慢性病防治专栏，要求慢性病防治专栏循环播放不少于2期，需留存资料。

活动4对试点村（社区）老年家庭免费发放健康管理包，要求有发放记录，试点村（社区）健康管理包发放不少于2000份。

**（五）执行方案及预算**

健康教育执行方案和预算见表5-1。

笔记

表 5-1　健康教育执行方案和预算

| 类别 | 名称 | 时间 | 负责人 | 协作单位 | 活动地点 | 目标人群 | 活动形式 | 预算(元) |
|---|---|---|---|---|---|---|---|---|
| 健康教育活动 | 活动1 | 2012年6—12月 | ××× | 电视台 | 空巢老人家中 | 960人 | 跟踪随访,倡导健康生活方式 | 2000元 |
| | 活动2 | 2012年5—12月 | ××× | 文化站 | 试点村(社区) | 1.35万人 | 组织村(居)民跳集体舞 | 1600元 |
| | 活动3 | 每周五 | ××× | 电视台 | 电视台 | 21.9万人 | 媒体宣传 | 4万元 |
| | 活动4 | 2012年3—12月 | ××× | 印刷厂、日用品生产厂家 | 乡计生站 | 试点村(社区)每个家庭 | 发放标准盐勺、油壶、合理膳食指导手册、宣传折页等 | 标准盐勺+油壶+合理膳食指导手册=10元/份(以每个家庭为单位) |
| 配套活动 | 1.服务人员定期培训 | 每个月3号 | ××× | 电视台 | 县计生站 | 县、乡村服务人员 | 培训 | 3000元 |
| | 2.工作进展督导 | 每季度 | ××× | | 乡计生站 | 乡村服务人员 | 督导与评估 | 1600元 |

**(六)待开发/配套的服务资源**

1.县计生站专业人员设计有关慢性病防治、健康生活方式的讲座稿、幻灯片。

2.委托广告公司制作宣传折页。

3.每个村(社区)发展5~10名"草根"宣传骨干,成立舞蹈队或腰鼓队。

4.制作标准盐勺、油壶、合理膳食指导手册等小礼品。

(案例来源:根据郭清主编的《老年健康管理师实务培训(下册)》第四章"健康指导"中的案例改编而成)

请思考并回答以下问题:

1.请对该县健康教育计划的目标和产出进行评价。

2.请阐述执行活动方案时的注意事项。

3.请阐述对空巢老人家访时,应从哪些方面入手以提高传播效果。

**主要知识点**

　　健康教育和健康促进与健康管理的联系最为密切,两者在分析问题、解决问题的思路上非常相似,工作内容都以健康资料收集和需求评估—健康教育和干预实施—效果评价为主线。只是健康教育和健康促进主要以人群教育、干预为重点,而健康管理以个体健康教育、干预和管理为主。同时,健康教育和健康促进本身就是健康管理干预实施过程中的主要手段。

**笔记**

## 一、健康教育、健康促进与健康管理概述

### (一)健康教育和健康促进

健康教育的着眼点是促进个人或群体接受健康知识、建立健康理念,改变不良的行为与生活方式。然而行为改变是长期、复杂的过程,许多不良行为与生活方式仅凭个人的主观愿望仍无法改变,要改变行为必须依赖于支持性的健康政策、环境、卫生服务等相关因素,这就需要有健康促进。健康促进包含了对个人和群体的行为改变,以及政府行为(社会环境)改变两个方面,并重视发挥个人、家庭、社会的健康潜能。

### (二)健康教育与健康管理

1.联系

以基线资料收集—计划—实施—评价的管理过程为基本操作步骤;前期评估采用定量的问卷调查和一些定性的方法寻找产生问题的原因和可能的解决办法;在评价方面,细分为过程评价、效应评价和结局评价。

2.区别

在资料收集与评估上,健康教育侧重知识、态度、信念、行为,健康管理在健康教育基础上重视从体格检查的资料获得信息,及对未来可能发生的健康问题进行科学预测。

在制订计划中,健康教育重视目标人群的知识、态度和行为的改变,而健康管理要在风险评估的基础上,提出针对个人的个性化的措施。

在实施的过程中,健康教育通常针对目标人群运用教育、传播乃至政策的策略,而健康管理一般是对个体和群体开展健康、疾病的咨询和指导。

此外,在评价内容上,健康管理更侧重于行为的监测和健康指标的改善以及健康风险的变化。

## 二、理论基础

### (一)行为改变理论

1."知信行"模式

知识转化为行为改变,是一个漫长而复杂的过程。应致力于使受教育者持有信念,改变行为。

2.健康信念模式

个体感知疾病的威胁,同时感知健康行为的益处,以及自我效能、提示因素和社会人口学因素的综合作用,才能有助于采纳健康行为。

3.自我效能理论

个体对自己有能力控制内、外因素而成功采纳健康行为并取得期望结果具有自信心和自我控制能力,有助于采纳健康行为。

4.行为改变阶段理论

行为改变分为没有打算、打算、准备、行动和维持5个阶段,处于每个阶段的人都有不同的需要和动机,应对其提供有针对性的干预帮助。

笔记

## （二）传播理论

旨在推动个体和社会的有效参与。

### 1.传播模式

按拉斯韦尔五因素传播模式,要回答出谁、说了什么、通过什么渠道、对谁和取得什么效果五个问题。

### 2.人际传播与大众传播

人际传播不需要任何非自然的媒介,交流容易,但信息量较少,覆盖范围小,信息容易走样。传播时要注意对传播者的培训和监测信息质量。

大众传播通过大众媒介和特定传播技术手段,向范围广泛、为数众多的社会人群传递信息,覆盖区域广泛,但是属于单向传播。

### 3.传播材料

确定符合目标人群的需求的健康传播材料初稿,包括文字稿和画稿。要把好信息关,并根据目标人群的文化程度和接受能力决定信息复杂程度和信息量的大小。可在投放前进行预调查,并对材料的使用人员进行培训。

### 4.传播形式

（1）讲课。结合受教育对象的年龄、职业、文化程度、关注的健康问题、已有的健康知识来设计培训内容和方法。选择蓝白背景的幻灯片,每页文少图多、言简意赅且生动活泼。

（2）同伴教育。所选同伴要求思维敏捷,有感召力,具备良好的人际交流技巧,态度公正,有责任感,在同伴中能成为行为的典范。

（3）演示与示范。演示前应备齐物品。演示场所应有足够的空间,方便学员近距离观察。

操作时演示者应面对教育对象,放慢操作节奏,关键环节可适当重复并用语言强调要领。操作结束后要及时提问。有条件时,可以把操作过程拍摄下来制作成录像,在培训时直接播放。

### 5.传播媒介

（1）个体传播材料:①传单。一张传单最好只宣传一方面的信息,如一种疾病的预防。不是一段一段的文字,而是一条一条的信息。②折页。适合对文化程度较低的居民宣传知识、倡导理念。③小册子。信息量大,适合初中及以上文化程度的居民系统学习。

（2）群体传播材料:①宣传栏。适宜宣传目标人群共同需要的卫生知识,一般 1~3 个月要更新一次。②贴画/海报。信息简洁、突出,字数不宜过多,最好有图示。③标语/横幅。文字少,字号大,要制作出一看就懂的一句话来。④DVD。需要适当的空间来摆放设施设备、座椅,供人群观看。环境应尽可能方便、舒适、安静,没有干扰。

（3）大众传播媒介:①报纸/杂志。内容可以反复阅读,便于保存,但不适合文化水平低的人群。②广播/电视。传播速度快,覆盖面广,缺点是信息稍纵即逝。

（4）新型媒介:①互联网。健康管理互动平台的个人健康教育资料库可提供不同类别的健康教育知识及建议,依从性提醒及互动功能有助于指导个人执行健康改善行动。②手机。传播成本低,但短信只能发送相对简单的内容,有时不能完整表达干预的信息。

### 三、健康教育与健康管理计划的设计、实施与评价

健康教育与健康管理的干预计划的设计理念和方法是完全相同的。计划设计是一个制订计划的过程,其产出是一份具有科学性和可行性的健康干预计划。广义上,一个完整的健康干预计划还应该包括计划制订、实施及评价三个阶段。计划是科学管理的体现,它能帮助我们明确目标和作用方向,指导和协调各有关部门和人员共同行动,提高资源的利用率。同时,它还是质量控制的标尺和效果评价的依据。

**(一)计划设计的注意事项**

(1)始终坚持以目标为导向;

(2)融入区域范围的卫生保健政策与活动中;

(3)具有一定的前瞻性;

(4)留有余地并预先制定应变对策;

(5)活动设计能对目标人群的健康问题、认识水平、行为生活方式、用药情况等实现分类指导;

(6)体现目标人群的关注点和喜好。

**(二)计划设计的基本程序**

1. 健康干预需求评估

在制订健康管理项目计划时,首先要考虑的是目标人群的需求,即了解他们存在哪些健康问题,其中哪些问题最为迫切、需要优先解决;这些优先健康问题中哪些是可以通过健康管理得到改善的;以往是否开展过健康管理干预,存在什么问题需要改进;开展健康管理的资源有哪些;目标人群适宜的干预措施有哪些等。充分的信息收集与分析,是为设计科学、合理的健康管理计划奠定基础性工作,只有这样,才能使健康管理项目有最大的可能取得良好的效果。

2. 确定干预目标

确定总体目标。总体目标即理想状态,给计划提供一个总体上的努力方向。

确定具体目标。是对总体目标的量化表述,必须能回答5个"W":Who(对谁)、What[实现什么变化(知识、行为、发病率等)]、When(在多长时间内实现这种变化)、Where(在什么范围内实现这种变化)、How much(变化程度多大)。

分类制定具体目标,包括健康目标、行为目标和教育目标三种类型。例如,某社区高血压患者健康管理项目实施一年后,"65%的高血压患者能有效地控制血压"是健康目标,"80%的高血压患者能每月测量一次血压"是行为目标,"90%的高血压患者知晓高血压病的危害"则是教育目标。

3. 制定干预策略和活动

健康管理项目的干预策略的制定,需要综合考虑目标人群需求、健康管理机构资源与能力、目标人群所在单位或社区的重视程度与能力,以及区域卫生服务机制与能力等因素,最终进行确定。常用的干预方法以提供信息、指导行为为主,如随诊指导、举办专门的讲座、培训、发放印刷类健康教育材料及开展社区活动。在选择具体的教育、指导方

笔记

法时,要注重人群的特点,根据其年龄、文化特点、个人喜好,以及拥有的资源进行选择,这样才能提高健康干预的成效。此外,在目标人群工作、生活的场所或社区,通过工会、社区组织,建立相关的健康制度,改善社会环境和物质环境,提供健康服务,也有助于营造支持性的环境。

**4. 制定计划评价方案**

监测指标与方法。健康干预计划监测指标要根据各项干预活动的具体要求来确定。监测方法主要包括活动记录,定期核查活动的实际执行情况与计划是否一致,是否按时、保质、保量完成各项活动。

评价指标与方法。评价指标一般来源于项目的具体目标。大多数健康干预项目会采用干预前后比较的方法,确定干预效果。

**5. 制定计划执行方案**

确定教育活动日程。活动日程通常按照工作进程的顺序合理安排,遵循活动发生的先后顺序、节省时间等原则,将每一项活动列入日程表,以图或表的形式加以表示。

确定组织网络与执行人员。在干预项目计划中,执行者为健康管理机构专业人员、社区卫生服务机构专业人员、基层专业人员等,要根据每一项活动的内容和要求,确定由相关专业的科室/人员负责执行。此外,还应确定在健康干预现场(如社区、机关、学校)是哪个部门、谁负责及哪些人参与。

**6. 编制健康干预项目预算**

预算的制定依据是干预活动,首先要将每一项活动进行细分,确定活动中涉及哪些费用,费用标准以及活动要求达到的数量,进而计算出每一项活动的费用。然后再将每一项活动的费用累加在一起,形成健康干预项目的总预算。

**(三)计划实施的注意事项**

计划的实施是将科学的计划落实为具体操作的过程,包括五个要素。

**1. 工作时间表**

明确开列活动内容、活动指标、活动时间、负责人员和活动资源。

**2. 组织建设**

领导机构对项目工作进行全面管理和协调,执行机构由具体的业务机构担任,注意动员多部门的参与,及提供相应的政策支持。

**3. 人员培训**

培训的内容包括项目背景与目标、专业知识与技能、项目管理知识与技能。综合采用头脑风暴法、角色扮演法、小组讨论法和案例分析法,使学员在原有基础上进一步提高。

**4. 设施设备与传播材料**

了解目标人群的文化程度、生活习惯、对材料的喜好以及媒介的可及性,避免盲目开发。

**5. 质量控制**

通过记录与报告方法、现场考察和参与方法、审计方法和调查方法开展进度监测、内容监测、活动数量与覆盖范围监测、费用监测和目标人群监测。

### （四）计划评价的注意事项

评价是一个系统地收集、分析、表达资料的过程,旨在帮助决策。

**1. 形成评价**

在计划实施之前,请专家及相关人员对计划的科学性、可行性进行评估,为制订计划提供全面、完整的信息。

**2. 过程评价**

通过档案资料查阅、目标人群调查和现场观察,监测项目干预活动和组织过程。

**3. 效果评价**

包括行为影响因素评价、行为生活方式评价、健康状况评价、生活质量评价和社会经济评价等方面,不是所有的项目都可以进行完整的效果评价,需要根据研究周期和实际情况量力而行。同时,评价结果也会受到时间因素、测试或观察因素、回归因素、选择因素和失访等因素的影响。不设对照组的干预前后测试、非等同比较组设计和实验研究是常见的评价方案,注意在收集资料过程中避免选择偏倚、信息偏倚和失访偏倚,保护研究对象的隐私。

**导入案例评析**

## 某县老年人 2012 年度健康教育计划

**1. 请对该县健康教育计划的目标和产出进行评价。**

该县 2012 年的健康教育计划,是在对县情、人口健康状况、服务能力进行摸底的基础上制订的。首先,将目标定为"服务机构提供/增加老年保健服务"是比较切合实际的。因为人口和计划生育服务机构的常规工作是生殖保健,该县由于承担了中日技术合作家庭保健项目的试点任务,所以打算将老年保健服务拓展至健康生活方式(运动、社交活动)倡导、常见病(高血压、糖尿病等慢性病和常见妇科病)防护等项目上。这个工作在起步阶段,目标不能定得太高,经过一整年的努力,实现指标"老年健康教育活动参与率达到 50% 以上"还是有可能的。其次,根据调查摸底的结果,该县 46% 的老年人没有接受过任何健康教育,加上平时不太注重饮食搭配,吃剩菜或油盐重,患慢性病的较多。从需求来看,最希望了解的健康知识的前三位是慢性病防治、更年期保健、老年健康生活方式。所以在开展包括健康教育在内的健康管理综合服务时,将其定位在健康生活方式(运动、社交活动)倡导和常见病(高血压、糖尿病等慢性病和常见妇科病)防护,顺理成章。

在此目标下,产出(成果)自然分为两个方面,一是服务机构提供/增加老年保健服务,指标是干预对象保健服务的满意度达 50%、老年健康教育活动覆盖率达到 50% 以上。二是老年人群保健意识得到增强,指标定为干预对象慢性疾病防治知识知晓率达 40% 以上和干预对象健康生活方式知识知晓率达 40% 以上。注意这里的目标人群是干预对象,不是对 16 个试点乡镇(街道办事处、开发区)的所有老年人。

由于每个活动的干预对象不同,所以率的分母实际会小于1.4万人(21.9×1/16 = 1.4万人),加上率值≤50%,是比较切合实际的。

2.请阐述执行活动方案时的注意事项。

为达成目标,该县设计了四个活动:活动1是"一句叮咛话,健康生活化"空巢老人家访;活动2是"运动一下子,健康一辈子"集体舞活动,倡导健康生活方式;活动3是"计生之窗"老年慢性病防治电视专栏;活动4是"口味淡一点,寿命长一点"健康管理包大放送。其中,活动1是对人口和计划生育管理和服务队伍职能的拓展,活动2是发动群众开展宣传,活动3可依托电视台宣传,活动4可结合生殖健康普查(育龄人群体检)来开展。下面逐一分析注意事项。

在4个活动中,活动1最具创新性,也最难操作。设计时一定要明确家访的目的何在,如果只是为了项目而搞宣传,浪费了大量的物力财力是没有意义的。活动启动之前,要清楚两个问题:①我们能为空巢老人的健康状况及行为带来怎样的改变?②通过健康干预,我们能取得什么成果?由于是全新的尝试,不指望能一蹴而就,先迈第一步:摸准空巢老人的基础信息。入户前,在民政部门信息的基础上,补充一些健康生活方式或日常生活能力的小调查,特别要对一句话的宣传方式进行合理斟酌。

活动2会营造一种健身的氛围,理论上,设计这种"上大街""大宣传"的活动不宜过多,避免"烟花综合征"。活动3在媒体宣传时注意对内容的合理剪辑,画多字少,收集群众反馈意见,做好记录留存。活动4一般会配合其他体检(如生殖健康普查)来进行,注意发放时做好登记,事后能跟踪群众使用后的反应,请他们谈谈体会,从而确保礼包的实用性。

需要说明的是,4个活动均体现了与常规工作的紧密结合。项目工作的领导机构和业务团队从现有人员中抽调出来,他们的日常工作已经很繁重,项目工作不是追求绝对的创新,不是为了"造盆景",一味求新求变的设计而没有时间精力来开展是毫无意义的。项目工作追求的是在日常运转的过程中,将健康教育的理念、行为改变的观念、做法进行有机融合,不贪大求全,但求每天前进一小步,"把菜园子连成风景"。

3.请阐述对空巢老人家访时,应从哪些方面入手以提高传播效果。

(1)入户培训。由于家访主要依靠服务人员口头传播信息,因此入户前对其进行培训,按工作流程(发放调查问卷—了解老人需求—测量血压—提供心理援助—发放健康知识读本、折页、标准盐勺油壶等—填写咨询记录、活动记录),制作入户脚本并进行演练,服装、调查表、听诊器、折页、礼包等材料、工具一应俱全。执行时由各乡镇服务站制订可行性活动计划,合理安排每个月家访的时间、人数及服务站人员的分工情况,并预约上门时间。

(2)信息收集。制作空巢老人家访调查表,了解其居住条件、家庭成员、习惯喜好和健康需求等一般情况,用日常生活能力量表对其自理能力进行评估。

(3)传播媒介。制作出一看就懂的一句话来,印在围裙、挂历或冰箱贴上,以示提醒。折页要把好信息关,并根据老年人的文化程度和接受能力决定信息复杂程度和信息量的大小。

（4）人际沟通。入户后与老人多沟通,在有限的时间里多与老人拉家常,了解其家庭生活,以消除距离感。入户要反复多次,每次解决一个问题,携带信息量不易过大。盐勺油壶的使用最好能进行示范,放慢操作节奏,操作结束后要及时提问。有条件的,可联合民政部门一起入户,并给予空巢老人一些实质性的帮助。

**能力和知识拓展**

## 健康教育与健康体检和健康咨询

当面对社区、工厂、学校和家庭中的服务对象时,健康教育与健康体检和健康咨询常常是在一块儿开展的,它们是对人群进行健康管理必不可少的服务手段。如案例中的活动4是该县在生殖健康普查末期,将试点村的老年人集中到乡计生站,进行一揽子的"体检＋教育＋礼包"活动。体检后发放礼包,并为服务对象举办健康讲座,如有需要,还可留下单独咨询。活动平面图如图5-1所示。因此,坚持健康教育、健康检查、健康咨询的家庭保健服务方式,有助于为服务对象提供综合的健康管理服务。根据所提供的服务类别,应注意以下几点:

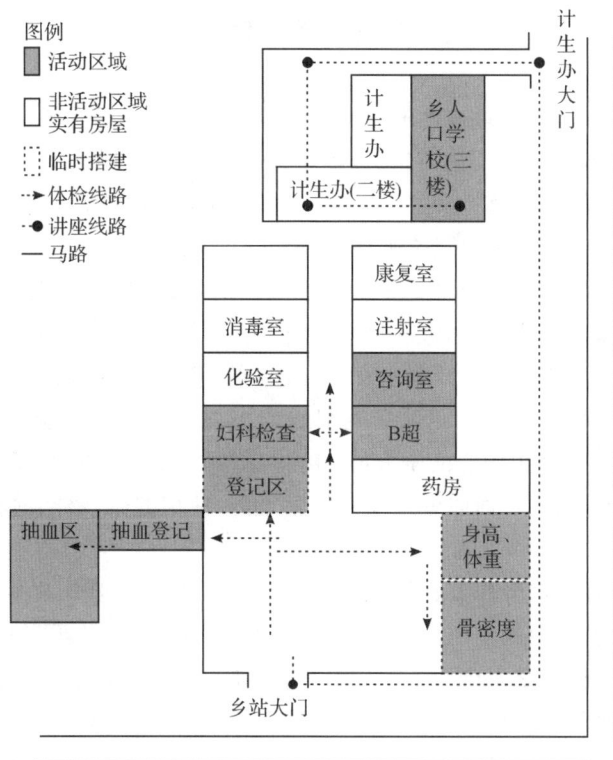

**图5-1　服务对象接受体检/教育平面图**

### （一）健康教育

健康教育是有意识的学习活动,除了通过知识和信息的简单传达以引导个人和群体增长健康知识外,还应包括培养开展改善健康的活动所需要的动机、技术、自信。家庭保健服务中的健康教育,不能只停留在向个人传达知识,还应注意到要与该家庭所期待的健康意识和行动相结合,在内容和手法上下功夫,同时最好还要考虑与参加者自身的小组活动相结合。

### （二）健康检查

健康检查不仅是发现疾病,主要还在于发现危险信号和把握身体现状,应将重点放在创造接受服务的契机,以及认可成果的作用上。因此,返还检查结果、持续管理身体危险因素都是重要的。同时,各年龄段的体检内容应根据科学知识,确保今后检查项目的前瞻性和整合性,充分理解检查结果假阳性对人们的影响,有必要事先明确检后的应对方法(指导或医疗机关的介绍等)。

### （三）健康咨询

要认识到这不仅是咨询者本人,而是整个家庭的问题,摸索改善方法,为付诸实施提供帮助,注重持续且个别的推动方法。实施服务的机构应根据现在能够提供,且将来还要培养的有关健康咨询业务能力来设定业务范围。

## 中日技术合作家庭保健项目

以往推行人口和计划生育过程中的健康保健服务为改善妇女儿童的健康,降低孕产妇死亡率、婴幼儿死亡率等做出了重要贡献。在低生育水平现状下,传统的人口和计划生育服务的目标人群发生了结构性变化,服务对象的需求也更趋多样化,青少年人群的保健服务不够凸显,中老年保健服务则在很多情况下还是缺失,各个人群对预防保健的需求更为突出,而预防保健的努力更多是在家庭、社区层面展开。人口和计划生育服务多年来紧密联系、深入根植于家庭,从计划生育扩展到生殖健康又扩展到家庭保健是一个自然而然、顺势而为的过程。计划生育、生殖健康、家庭保健三者是以服务对象为核心的逐渐扩展的同心圆,而不是彼此孤立或割裂的板块。家庭保健服务强调从育龄妇女(家庭主妇)切入,以家庭为中心的全人群、生命全过程(儿童青少年、育龄人群、中老年)的健康保健;强调预防为主,面向健康或亚健康人群,使用健康教育、健康检查、健康咨询等方式开展服务。

为期5年的中日技术合作家庭保健项目(全称是"继续加强家庭保健服务并发挥其在传染病预防健康教育中的作用项目",研究期限从2011年1月至2015年12月),由日本国际协力机构出资,国家人口计生委(2013年3月,并入国家卫生计生委)提供配套经费,在湖北、河南、河北、安徽、重庆5省(市)的12个项目县开展比较规范的家庭保健服务。该项目以科学的项目管理理论为指导,以设计适合基层群众需要的家庭保健综合服务活动为主要任务,在乡村的干预超过4年。活动设计是以入户的家庭成员的健康状况调查为依据,评估健康需求,制订出年度健康管理计划。活动执行中,注重对政府的倡导以及联合卫生、民政、教育、妇联、财政等职能部门的力量,同时动员社区居委会、敬老院、社区志愿者和企业的参与。各试点县(市、区)已形成家庭—社区—家庭保健中心健康管理的良好局面。该项目在我国影响面广、受益人群众多,为健康促进及其他健康管理工作的开展提供了非常宝贵的管理和服务经验。

(资料来源:根据中日技术合作家庭保健项目的管理指南编写)

**实训与指导**

**(一)实训目标**

1. 学习和掌握案例分析涉及的本章主要知识点。

2. 掌握对老年人开展中医预防保健健康讲座的基本思路及方法。

3. 具备将相关理论知识进行整合来分析问题的能力。

**(二)实训内容与形式**

### 老年人中医预防保健健康讲座

要求根据以下材料开展健康讲座并撰写活动记录表。

1. 背景

根据《中医药健康管理服务规范》要求,社区每年为老年人提供1次中医药健康管理服务,内容包括中医体质辨识和中医药保健指导。为配合此项中医基本公共卫生服务的落实,继《中国公民健康素养》("健康66条")颁布后,2014年,国家卫生计生委、国家中医药管理局联合发布了《中国公民中医养生保健素养》(下称"中医健康42条")。中医健康42条由基本理念和知识、健康生活方式与行为、常用养生保健内容、常用养生保健简易方法四个部分组成,共计42条知识点。社区的全科医生、健康管理师及其他服务人员按照《中医健康管理服务规范流程》对老年人开展中医健康指导时,可以此为参照。

2. 知识点

填空题

(1)叩齿法:每天清晨睡醒之时,把牙齿上下叩合,先叩臼齿____次,再叩前齿____次,有助于牙齿坚固。

(2)四季起居要点:____季、____季宜晚睡早起,____季宜早睡早起,____季宜早睡晚起。

(3)中医保健五大要穴是膻中、三阴交、____、涌泉、____。

判断题

(1)煎服中药应避免使用钢精锅。

(2)体质虚弱者可在冬季适当进补。

(3)将眼球自左至右转动10余次,再自右至左转动10余次,然后闭目休息片刻,每日做4~5次,可以清肝明目。

3. 实训

(1)自拟题目,召集服务对象,分组开展老年人中医预防保健健康讲座,并进行中医健康指导。

笔记

(2)如有需要,各组自行制作传播材料,对演示进行录像。

(3)讲座结束后,填写活动记录表。

**(三)实训要领**

(1)理论依据。以《基本公共卫生服务中医健康管理技术规范》和中医健康 42 条为依据。

(2)讲座内容。要聚焦讲座主题,如"饮食调养""穴位按揉""心理调适"或"简易技法"等。

(3)讲演、传播材料及示范的技术信息不要过多,要充分考虑老年人的心理特点,让他们能够参与互动。

(4)讲演者要有亲和力,操作熟练,对讲课内容能够做到绘声绘色、融会贯通。

**(四)实训要求与考核**

(1)分组完成。对讲座过程实行任务分解,即分别以 1 名同学为主分段承担资料查找、现场讲座、录音摄像和撰写报告等工作。研究过程应当在充分发挥所有成员同学主动性、积极性的基础上实现同学间的互助、交流和协作。

(2)提交活动记录表。要求:(1)活动目标明确;(2)活动记录部分的字数在 1000 字左右,要求详细记录讲座的开展情况;(3)图片、调查表、签到表及其他材料附后;(4)总字数不超过 2000 字。

(3)现场讲座和活动记录表各占实训成绩的 50%。现场讲座成绩由学生评委和教师共同打分形成,讲座前应商议评分规则。讲座后提交活动记录表,由教师打分取得另一半成绩。

**(五)实训书面记录或作业**

**活动记录表**

| 活动时间: | | 活动地点: | |
|---|---|---|---|
| 活动形式: | | 小组成员: | |
| 合作伙伴: | | 参与人数: | |
| 宣传品发放种类及数量: | | | |
| 活动目标: | | | |
| 活动设计:(说明活动的内容、活动参与人、组织流程、场地及设备要求等内容) | | | |

笔记

活动经费预算:

活动记录:

1. 活动开展情况

2. 活动是否按计划进行(如有变化请说明原因)

3. 活动实施效果/服务数据总结与分析

4. 活动经典案例(如有)

5. 活动中存在的问题及今后改进的设想

存档材料请附后

□书面材料　□图片材料　□印刷材料　□影音材料　□居民签到表　□其他材料

负责人(签字):

填表时间:　　　年　　月　　日

(胡小璞　关国跃)

笔记

# 生活方式的健康管理

通过本章案例分析与实训练习：

**巩固** 营养学基础知识、平衡膳食的要点、保健食品的分类和功能、身体活动的分类和强度、成瘾行为及特征等主要知识点。

**培养** 分析营养素推荐摄入量、营养干预方法、身体活动的健康效益，以及计算有益健康的身体活动推荐量的能力。

**扩展** 灵活运用营养、运动及其他生活方式的健康管理知识，并能将其应用于群体或个体的健康管理方案的制定及实施过程中。

### "北京健康之星，百姓健康榜样"
### ——北京健康之星评选活动的成功举办及思考

WHO 在 1992 年《维多利亚宣言》中提出了"合理膳食，适量运动，戒烟限酒，心理平衡"四大健康基石。对生活方式的管理是健康管理的基本策略和重要方法。国内外关于生活方式影响或改变人们健康状况的研究已经有很多。生活方式管理通过健康促进技术，比如行为纠正和健康教育，来保护人们远离不良行为，减少危险因素对健康的损害，预防疾病，改善健康。与危害的严重性相对应，膳食、体力活动、吸烟、适度饮酒、精神压力等是目前对国人进行生活方式管理的重点。北京市健康促进工作委员会协调多部门，共同组织开展了一系列大型健康促进活动，以营造良好的健康氛围，北京健康之星评选活动就是其中的一项关于健康生活方式管理的活动。

第三届北京健康之星评选活动自 2013 年 10 月正式启动，历时 5 个月，分为区县预选赛和市级比赛两个阶段，由北京市健康促进工作委员会办公室（以下简称市健促办）主办，各区县健促办协办，北京市卫生局、北京市体育局作为支持单位，同时动员高血压防治协会等社会力量予以支持。其主题口号是"健康指引，幸福生活"。评选标准包括以下五个方面：①拥有健康的行为和生活方式；②保持心理平衡与良好社会适应；③基本生理指标正常；④熟练掌握基本健康知识和技能；⑤具有一定的健康才艺和健康影响力。

报名遵循社会动员、属地管理原则，全市 16 个区县共有 2837 人报名参加。凡年龄在18周岁以上的北京市市民和生活居住在北京一年以上的常住居民均可参加。为体现公平性,活动按年龄段分为青年组(18~44岁)、中年组(45~59岁)、老年组(60岁及以上)。利用区县健康教育与健康促进网络广泛宣传,动员居委会(村)、街道(乡)、大学和社会单位积极参与。北京市健促办与北京电视台生活频道合作,在选手报名阶段制作了活动宣传广告并在多个栏目播出,便于更多市民知晓报名渠道。

选手通过自下而上的层层选拔,经历区县预选赛、自我健康评估、健康知识和技能笔试、体质测试、21天影响力考核、健康知识宣讲、健康才艺展示、健康知识竞赛等环节严格的考核,最终评选出30名"北京健康之星"。为了激励更多人参加,活动还评选出121名"北京健康使者"、447名"北京健康先行者"和四类单项健康标兵17名,树立了一批京城百姓的健康榜样。

组委会在活动期间委托第三方对项目全程开展评估,结果显示:参赛选手对活动总体满意度为94.4%;对活动的主题相关性、知识性、吸引力、互动性、创新性等方面的满意度均超过90%;对市级初赛、复赛、半决赛与总决赛的满意度分别为92.3%、94.3%、94.7%、95.8%;64.3%的选手表示活动对改善自身健康知识与行为很有帮助;100%的参与者表示今后愿意再参加此类活动。区县组织者对活动总体满意度为88.9%。活动结束后,还随机抽取400位北京市居民,利用计算机辅助电话调查方法开展调查,结果显示,北京市居民对"健康北京人"认知度为36.0%,对"两个规划"认知度为29.0%,对北京健康之星评选活动认知度为15.0%。

第三届北京健康之星评选活动,不仅成为百姓切磋健康技艺的平台,也成为大家学习健康知识、交流健康经验、促进生活方式管理、结交健康伙伴的健康大舞台,也为向大众传播正确的生活方式的健康管理提供了很好的草根榜样的作用。

(案例来源:根据北京市健康促进工作委员会办公室洪玮、徐晓莉编写的《"北京健康之星,百姓健康榜样"——第三届北京健康之星评选活动》编写)

请思考并回答以下问题:

1. 请分析第三届北京健康之星评选活动对于人群或个体的健康管理的意义。

2. 对个体或群体的生活方式进行健康管理需要解决什么关键问题?

3. 如果你是活动主办方,请结合本章知识点设计一道比赛题目。

## 主要知识点

### 一、营养与膳食

膳食和营养是人类在整个生命进程中提高和保持健康状况的重要因素。

#### (一)营养学基础

营养学基础主要研究人体所需营养素的生理功能、消化、吸收、代谢和食物来源,以及缺乏和过剩对人体健康的影响,确定营养素的需要量和推荐摄入量以及营养素之间的相互作用与平衡关系,如何搭配平衡膳食,达到合理营养的目的。

1. 营养素分类

营养素(nutrient)是维持机体生存、生长发育、体力活动和健康,以食物的形式摄入的一些人体需要的物质。人体所需的营养素包括碳水化合物、脂类、蛋白质、矿物质、维生素、水和膳食纤维。

2. 能量和宏量营养素

碳水化合物、脂类和蛋白质因为人体需要量多,在膳食中所占的比重大,故称为"宏量营养素(macronutrient)";其主要作用是提供能量来满足人体的需要,也被称为产能营养素。

(1)碳水化合物。根据世界粮农组织/世界卫生组织(FAO/WHO)1998 年的报告,碳水化合物根据其聚合度可分为糖、寡糖和多糖三类,见表 6-1。人体对碳水化合物的需要量,常以占总供能量的百分比来表示。中国营养学会给出膳食碳水化合物的参考摄入量(适宜摄入量,AI)为总能量摄入量的 55% ~65%。

表 6-1 碳水化合物分类

| 分 类<br>(聚合的糖分子数) | 亚 组 | 组 成 |
|---|---|---|
| 糖(1~2个单糖分子) | 单 糖 | 葡萄糖、半乳糖、果糖 |
| | 双 糖 | 蔗糖、乳糖、麦芽糖、海藻糖 |
| | 糖 醇 | 山梨醇、甘露糖醇 |
| 寡糖(3~9个单糖分子) | 异麦芽低聚寡糖 | 麦芽糊精 |
| | 其他寡糖 | 棉子糖、水苏糖、低聚果糖 |
| 多糖(≥10个单糖分子) | 淀 粉 | 直链淀粉、支链淀粉、变性淀粉 |
| | 非淀粉多糖 | 纤维素、半纤维素、果胶、亲水胶质物 |

(2)脂类。脂类是脂肪(fats)和类脂(lipoids)的总称,是一大类具有重要生物学作用的化合物。中国营养学会参考各国不同人群的脂肪推荐摄入量,结合我国膳食结构的实际情况,提出了成人脂肪的适宜摄入量(AI),见表 6-2。

表 6-2 中国成人膳食脂肪适宜摄入量(AI)
(脂肪能量占总能量的百分比,%)

| 年龄(岁) | 脂肪 | SFA | MUFA | PUFA | $\omega-6:\omega-3$ | 胆固醇(mg) |
|---|---|---|---|---|---|---|
| 成人 | 20~30 | <10 | 10 | 10 | 4:1~6:1 | <300 |

注:表中 SFA 指饱和脂肪酸,MUFA 指单不饱和脂肪酸,PUFA 指多不饱和脂肪酸

(3)蛋白质。成人按每天 0.8~1.0 g/kg 的标准摄入蛋白质即可维持身体的正常功能。若按提供的能量计算,蛋白质摄入量应占总能量摄入量的 10% ~15%。

3. 微量营养素

维生素和矿物质因需要量相对较少,在膳食中所占比重也较小,故称为微量营养素(micronutrient)。维生素分为水溶性维生素(包括维生素 C 和 B 族维生素)和脂溶性维生素(包括维生素 A、D、E、K)。矿物质中有 7 种(钙、镁、钾、钠、磷、氯、硫)在人体内含量较多,称常量元素;还有 8 种矿物质(铁、碘、锌、硒、铜、钼、铬、钴)在人体内含量较少,称微量元素。

**(二)合理营养与平衡膳食**

1. 合理营养

指人体每天从食物中摄入的能量和各种营养素的量及其相互之间的比例能满足在

不同生理阶段、不同劳动环境及不同劳动强度下的需要。

2.膳食指南和平衡膳食宝塔

《中国居民膳食指南(2016)》针对 2 岁以上的所有健康人群提出 6 条核心推荐,分别为:食物多样,谷类为主;吃动平衡,健康体重;多吃蔬果、奶类、大豆;适量吃鱼、禽、蛋、瘦肉;少盐少油,控糖限酒;杜绝浪费,兴新食尚。2016 年修订后的中国居民平衡膳食宝塔如图 6-1 所示。

推荐一:食物多样,谷类为主

平衡膳食模式是最大程度上保障人体营养需要和健康的基础,食物多样是平衡膳食模式的基本原则。每天的膳食应包括谷薯类、蔬菜水果类、畜禽鱼蛋奶类、大豆坚果类等食物。建议平均每天摄入 12 种以上食物,每周 25 种以上。谷类为主是平衡膳食模式的重要特征,每天摄入谷薯类食物 250 ~ 400 g,其中全谷物和杂豆类 50 ~ 150 g,薯类 50 ~ 100 g;膳食中碳水化合物提供的能量应占总能量的 50% 以上。

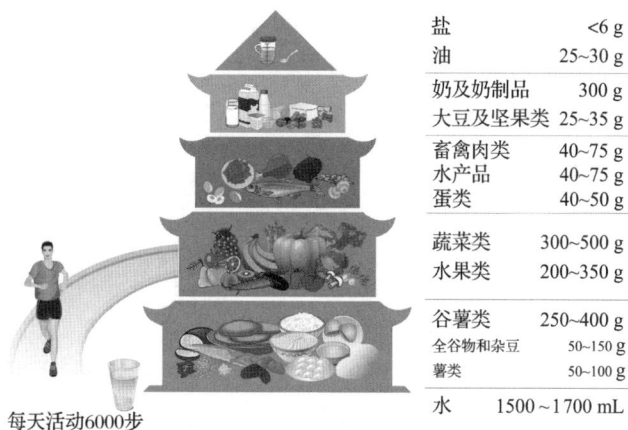

| 盐 | <6 g |
| 油 | 25~30 g |
| 奶及奶制品 | 300 g |
| 大豆及坚果类 | 25~35 g |
| 畜禽肉类 | 40~75 g |
| 水产品 | 40~75 g |
| 蛋类 | 40~50 g |
| 蔬菜类 | 300~500 g |
| 水果类 | 200~350 g |
| 谷薯类 | 250~400 g |
| 全谷物和杂豆 | 50~150 g |
| 薯类 | 50~100 g |
| 水 | 1500~1700 mL |

每天活动6000步

**图 6-1 中国居民平衡膳食宝塔**

推荐二:吃动平衡,健康体重

体重是评价人体营养和健康状况的重要指标,吃和动是保持健康体重的关键。各个年龄段人群都应该坚持天天运动,维持能量平衡,保持健康体重。体重过低和过高均易增加疾病的发生风险。推荐每周应至少进行 5 天中等强度身体活动,累计 150 分钟以上;坚持日常身体活动,平均每天主动身体活动 6000 步;尽量减少久坐时间,每小时起来动一动,动则有益。

推荐三:多吃蔬果、奶类、大豆

蔬菜、水果、奶类和大豆及制品是平衡膳食的重要组成部分,坚果是膳食的有益补充。蔬菜和水果是维生素、矿物质、膳食纤维和植物化学物的重要来源,奶类和大豆类富含钙、优质蛋白质和 B 族维生素,对降低慢性病的发病风险具有重要作用。提倡餐餐有蔬菜,推荐每天摄入 300 ~ 500 g,深色蔬菜应占 1/2。天天吃水果,推荐每天摄入 200 ~ 350 g 的新鲜水果,果汁不能代替鲜果。吃各种奶制品,每天摄入量相当于液态奶 300 g。经常吃豆制品,每天相当于大豆 25 g 以上,适量吃坚果。

推荐四:适量吃鱼、禽、蛋、瘦肉

鱼、禽、蛋和瘦肉可提供人体所需要的优质蛋白质、维生素 A、B 族维生素等,有些也含有较高的脂肪和胆固醇。动物性食物优选鱼和禽类,鱼和禽类脂肪含量相对较低,鱼类含有较多的不饱和脂肪酸;蛋类各种营养成分齐全;吃畜肉应选择瘦肉,瘦肉脂肪含量较低。过多食用烟熏和腌制肉类可增加肿瘤的患病风险,应当少吃。推荐每周吃鱼280~525 g,畜禽肉280~525 g,蛋类280~350 g,平均每天摄入鱼、禽、蛋和瘦肉总量为120~200 g。

推荐五:少盐少油,控糖限酒

我国多数居民目前食盐、烹调油和脂肪摄入过多,这是高血压、肥胖症和心脑血管疾病等慢性病发病率居高不下的重要因素,因此应当培养清淡饮食习惯,成人每天食盐摄入量不超过6 g,每天烹调油食用量不超过25~30 g。过多摄入添加糖可增加龋齿和超重发生的风险,推荐每天摄入糖不超过50 g,最好控制在25 g以下。水在生命活动中发挥重要作用,应当足量饮水,建议成年人每天饮用7~8杯(1500~1700 mL),提倡饮用白开水和茶水,不喝或少喝含糖饮料。少年儿童、孕妇、哺乳期妇女不应饮酒,成人如饮酒,一天饮酒的酒精量男性不超过25 g,女性不超过15 g。

推荐六:杜绝浪费,兴新食尚

勤俭节约,珍惜食物,杜绝浪费是中华民族的美德。按需选购食物、按需备餐,提倡分餐不浪费。选择新鲜卫生的食物和适宜的烹调方式,保障饮食卫生。学会阅读食品标签,合理选择食品。创造和支持文明饮食新风的社会环境和条件,应该从每个人做起,回家吃饭,享受食物和亲情,传承优良饮食文化,树健康饮食新风。

**(三)食品安全与食物中毒**

食品安全(food safety)是指食物在规定的使用方式和用量的条件下长期食用,对食用者不产生不良反应的保障。食品安全涉及食品卫生、食品质量、食品营养等相关方面的内容以及食品(食物)种植、养殖、加工、包装、贮藏、运输、销售、消费等环节。这里的不良反应包括由偶然摄入所导致的急性毒性和长期少量摄入所导致的慢性毒性,如致癌和致畸作用等。

**(四)保健食品**

保健食品(health food),又称功能食品,是指声称具有特定保健功能或者以补充维生素、矿物质为目的的食品,即适宜于特定人群食用,具有调节机体功能,不以治疗疾病为目的,并且对人体不产生任何急性、亚急性或者慢性危害的食品。我国的保健食品主要分为两类:营养素补充剂和声称具有特定保健功能的食品。

## 二、身体活动

### (一)身体活动(physical activity)的分类

**1. 按日常活动分类**

根据身体活动的特点和内容,可分为职业性身体活动、交通往来身体活动、家务性身体活动和运动锻炼身体活动四类。运动锻炼身体活动,属于休闲活动的一种形式。应大力提倡通过运动锻炼弥补人们身体活动量的不足。

**2. 按能量代谢分类**

人体通过营养物质的摄入和能量的消耗来维持能量代谢的平衡。身体活动可分为有氧代谢运动和无氧代谢运动,简称有氧运动和无氧运动。

笔记

**3. 其他分类**

根据生理功能和运动方式,身体活动还可以有以下类别:关节柔韧性活动、抗阻力活动、身体平衡和协调性练习。

**(二)身体活动强度**

身体活动强度(activity intensity)指单位时间内身体活动的能耗水平或对人体生理刺激的程度。

**1. 绝对强度**

绝对强度又称物理强度,指身体活动的绝对物理负荷量,而不考虑个人生理的承受能力。如有氧运动时,绝对强度表现为单位时间能量消耗量(如每公斤体重每分钟耗氧量)。代谢当量(metabolism equivalent, Met)指相对于安静休息时身体活动的能量代谢水平。

1 Met 相当于每公斤体重每分钟消耗 3.5 mL 氧,或每公斤体重每分钟消耗 1.05 kcal (44 kJ)能量的活动强度。代谢当量是目前国际上反映身体活动绝对强度的常用单位。一般以大于等于 6 Met 为高强度;3 ~ 5.9 Met 为中等强度;1.1 ~ 2.9 Met 为低强度。

**2. 相对强度**

相对强度属于生理强度的范畴,更多考虑个体生理条件对某种身体活动的反应和耐受能力。

成年人安静时的正常心率有显著的个体差异。健康成人的正常心率为 60 ~ 100 次/分。在通常情况下,个体的最大心率可以用公式进行简单的估计:最大心率 = 220 - 年龄。一般认为当心率达到最大心率的 60% ~ 75% 时,身体活动水平则达到了中等强度。

相对强度也可表达为自我感知运动强度(ratings of perceived exertion, RPE)。RPE 以个体主观用力和疲劳感的程度来判断身体活动的强度。运动强度分级见表 6-3。可通过 0 ~ 10 级 RPE 量表测量。0 级:休息状态,1 ~ 2 级:感觉弱或很弱,3 ~ 4 级感觉温和,5 ~ 6 级:中等,7 ~ 8 级:疲惫感,9 ~ 10 级:非常疲惫。其中 5 ~ 6 级表示达到了自我感知或主观用力的中等强度活动水平。

表 6-3　运动强度分级

| 运动强度 | 相当于最大心率百分数(%) | 自我感知运动强度(RPE) | 代谢当量(Met) | 相当于最大耗氧量,$VO_2 \max(\%)$ |
|---|---|---|---|---|
| 低强度 | 40 ~ 60 | 较轻 | <3 | <40 |
| 中等强度 | 60 ~ 70 | 稍累 | 3 ~ 6 | 40 ~ 60 |
| 高强度 | 71 ~ 85 | 累 | 7 ~ 9 | 60 ~ 75 |
| 极高强度 | >85 | 很累 | 10 ~ 11 | >75 |

**3. 运动强度与健康效益**

目前推荐中等强度(3 ~ 5.9 Met)作为有益健康的身体活动水平,但对于有条件的个体,仍应鼓励其从事较大强度的体育锻炼。

**(三)身体活动时间**

身体活动时间指一次活动所持续的时间,通常以分钟表示。目前推荐的中等强度活动以 10 分钟分段累计,有条件者增加活动时间。

笔记

### （四）身体活动频度

建议成人每天进行中等强度的有氧耐力活动；如从事跑步等高强度锻炼,则可降低频度（如每周至少3次）。也可结合每天的锻炼时间而定,如每周5天,每天30分钟,一周内累计达150分钟即可。

### （五）身体活动总量与健康效益

根据目前的科学证据,有益健康的身体活动总量为中等强度活动至少每周5天或高强度活动至少每周3天。日常生活中的身体活动（包括家务劳动）能降低疾病风险的有力证据还不多,但可以增加能量消耗,不仅有助于体重控制,对老年人改善健康和生活质量也有作用。完成相当于一千步当量的中等强度活动所需时间见表6-4。

**表6-4 完成相当于一千步当量的中等强度活动所需时间**

| | 活动项目 | 强度（Met） | 千步当量时间（分） | 强度分类 |
|---|---|---|---|---|
| 步行 | 4 km/h,水平硬表面;下楼;下山 | 3.0 | 10 | 中 |
| | 4.8 km/h,水平硬表面 | 3.3 | 9 | 中 |
| | 5.6 km/h,水平硬表面;中慢速上楼 | 4.0 | 8 | 中 |
| | 6.4 km/h;0.5~7 kg负重上楼 | 5.0 | 6 | 中 |
| | 5.6 km/h上山;7.5~11 kg负重上楼 | 6.0 | 5 | 高 |
| 自行车 | <12 km/h | 3.0 | 10 | 中 |
| | 12~16 km/h | 4.0 | 8 | 中 |
| | 16~19 km/h | 6.0 | 5 | 高 |
| 家居 | 整理床铺、搬桌椅 | 3.0 | 10 | 中 |
| | 清扫地毯 | 3.3 | 9 | 中 |
| | 拖地板、吸尘 | 3.5 | 8 | 中 |
| | 和孩子游戏,中度用力（走/跑） | 4.0 | 7 | 中 |
| 文娱体育 | 舞厅跳舞（如华乐兹、慢速舞蹈）、排球练习 | 3.0 | 10 | 中 |
| | 早操、工间操、家庭锻炼,轻或中等强度 | 3.5 | 9 | 中 |
| | 乒乓球练习、踩水（中等用力）、打太极拳 | 4.0 | 8 | 中 |
| | 爬绳、羽毛球练习、高尔夫球、小步慢跑、舞厅快舞（如迪斯科、民间舞） | 4.5 | 7 | 中 |
| | 网球练习 | 5.0 | 6 | 中 |
| | 一般健身房运动、集体舞（骑兵舞、邀请舞）、起蹲 | 5.5 | 5 | 中 |
| | 走跑结合、篮球练习 | 6.0 | 5 | 高 |
| | 慢跑、足球练习、轮滑旱冰 | 7.0 | 4 | 高 |
| | 跑（8 km/h）、跳绳（慢）、游戏、滑冰 | 8.0 | 4 | 高 |
| | 跑（9.6 km/h）、跳绳（中速） | 10.0 | 3 | 高 |

注:1.千步当量:相当于以4 km/h的速度步行10分钟（约1000步）的活动量;

2.千步当量时间:某种活动完成1000步活动量所需要的时间;

3.各种活动的千步当量时间和能量消耗的换算参照 Ainsworth B E, Haskell W L, Whitt M C, et al. Compendium of physical activities:an update of activity codes and MET intensities. Med Sci Sports Exerc,2000,32(9 suppl):S498－546.中的数据整理;

4.活动强度以Met表示,其数值代表活动时能量消耗相当于安静时能量消耗的倍数。

### (六)个体的身体活动指导

一般健康人每天都应达到推荐的 6 个千步当量活动量,不能达到者应逐步增加活动量以达到这一目标。条件允许者应以 10 个千步当量为目标,以获得更多的健康效益。对个人身体活动的指导,主要有五个方面:①评估个人健康状况。②评估个人身体活动能力和体质。③制定个人身体活动目标和计划。④制定身体活动安全措施。⑤运动反应评估和调整身体活动计划。

## 三、主要不健康生活方式干预

### (一)成瘾行为

成瘾行为的形成过程包括诱导阶段、形成阶段、巩固阶段、衰竭阶段。

### (二)控烟指导

控烟策略包括制定公共卫生政策、建立支持环境、加强健康教育及社区行动、发展个人技能及调整卫生服务方向五个方面。针对不同地区、不同人群的具体策略侧重点可能有所不同。有关专家提出的控烟策略,可供采取优先策略时参考(见表6-5)。

表 6-5 各类控烟策略

| 控烟策略 | 效果 | 成本 | 来自烟草公司的阻力 |
|---|---|---|---|
| 1.立法:向烟草产品增税和其他经济措施 | 很好 | 不高 | 大 |
| － 禁止烟草广告 | 很好 | 不高 | 大 |
| － 烟草产品及广告上加上警句 | 弱 | 不高 | 中 |
| － 对香烟中有害物质的限量做出规定 | 弱 | 不高 | 小 |
| － 保护不吸烟者的权利 | 中 | 不高 | 中 |
| － 保护易受影响者 | 中 | 不高 | 小 |
| 2.教育和信息传播:向领导者和重要组织传播信息 | 中 | 不高 | 小 |
| － 鼓励医务工作者和知名人士率先控烟 | 很好 | 不高 | 小 |
| － 向大众传播吸烟危害知识 | 中 | 高 | 小 |
| － 鼓励群众,尤其是儿童拒绝吸烟行为 | 很好 | 高 | 小 |
| － 鼓励吸烟者戒烟或减少吸烟量 | 弱 | 不高 | 小 |
| － 鼓励危险职业人群及孕妇戒烟 | 中 | 中 | 小 |
| 3.实施全国范围控烟项目:建立全国性控烟项目的计划和协调机构 | 中 | 中 | 小 |

### (三)限量饮酒

若饮酒尽可能饮用低度酒,并控制在适当的限量以下,建议成年男性一天饮用酒的酒精量不超过 25 g,成年女性一天饮用酒的酒精量不超过 15 g。孕妇和儿童青少年应忌酒。

### (四)网络成瘾

由过度和不正当使用互联网所导致的社会、心理功能损害现象称为"网络成瘾",又称网络成瘾综合征。网络成瘾干预包括心理干预、药物干预和综合干预;心理干预仍然

笔记

是青少年网络成瘾的主要干预方式,主要包括认知治疗、行为治疗、认知行为治疗、团体治疗和家庭治疗等。

**导入案例评析**

### "北京健康之星,百姓健康榜样"
### ——北京健康之星评选活动的成功举办及思考

1. 请分析第三届北京健康之星评选活动对于人群或个体的健康管理的意义。

(1)开卷有益,形式多样,扩大受益人群。本届初赛的健康知识和技能考核打破往届传统,将闭卷现场集中考试改为开卷家中或单位作答,变被动考试为主动学习。一是选手获得的信息会比被动考试获取的信息印象更为深刻。二是在查阅资料过程中,扩大了知识面。三是在遇到难题时求助他人,又动员了周围人群的参与。比赛内容丰富,形式多样,将营养学、身体活动等知识进行灵活全面考核,使百姓学习正确的健康知识并将其应用于日常生活之中,与自身生活结合,交流健康经验,促进生活方式的管理。

(2)注重效果评估。组委会在活动期间委托第三方对项目全程开展评估,结果显示:参赛选手对活动总体满意度为94.4%;对活动的主题相关性、知识性、吸引力、互动性、创新性等方面的满意度均超过90%;对市级初赛、复赛、半决赛与总决赛的满意度分别为92.3%、94.3%、94.7%、95.8%;64.3%的选手表示活动对改善自身健康知识与行为很有帮助;100%的参与者表示今后愿意再参加此类活动。上述数据说明,北京市民对"做健康北京人,创健康北京城"的理念具有较好的认知度,北京市居民对健康知识与行为有一定的认知,参赛选手对活动满意度较高,对提升居民的健康认知水平有很大的作用。

(3)设定激励机制。多层次和多人数的奖项设立,有利于激发更多人参加活动的热情,从正面进行强化和促进。

(4)注重个人影响力,发挥榜样作用。从选手报名表上的单位和街道推荐意见和初赛试卷主观题"您平时参加社区或单位组织的活动吗?参加哪些活动?在其中担任何种角色?"复赛的21天影响力考核,半决赛的自我介绍和健康才艺展示及助演伙伴的人数等,全面地考核了每位选手的影响力,通过草根"明星"们的健康故事的榜样作用将健康正能量传递给大众,营造健康的大环境。

2. 对个体或群体的生活方式进行健康管理需要解决什么关键问题?

生活方式的健康管理即以个人为核心的卫生保健活动,强调个人选择行为方式的重要性。因此,应注意以个体为中心,强调个体的健康责任和作用;以预防为主,有效整合三级预防,不单单预防疾病的发生,还在于逆转或延缓疾病的发生历程(如果疾病已不可避免);与许多医疗保健措施需要付出高昂费用相反,对生活方式的健康管理通常是便宜而有效的。通常与其他健康管理策略联合进行,在实践中,可采用教育、激励、训练、营销四种主要干预技术促进人们改变生活方式。

3. 如果你是活动主办方,请结合本章知识点设计一道比赛题目。

比赛题目可将营养素推荐摄入量、营养干预方法、身体活动的健康效益以及有益健康的身体活动推荐量的计算方法等知识点与日常生活紧密联系。比如,健康食物烹饪比赛环节,旨在传播健康生活理念和科学的饮食知识,明确评分标准及要求。本题目不仅要求选手能够按规定的要求做出注重色、香、味、形、器及营养搭配协调的食物,更要求选手对健康饮食低盐低油、安全食物、相克原理等知识有所了解。

**能力和知识拓展**

## 世界卫生组织制定《关于身体活动有益健康的全球建议》

整体目的是为国家和区域级的决策者提供指导,说明预防非传染病所需的身体活动频率、持续时间、强度、类型和总量之间的量效关系。本文件中提出的建议针对三个年龄组:5~17岁、18~64岁和65岁及以上者。

**5~17岁年龄组**

对于该年龄组的儿童和青少年,身体活动包括在家庭、学校和社区中的玩耍、游戏、体育运动、交通往来、家务劳动、娱乐、体育课或有计划的锻炼等,目的是增进心肺、肌肉和骨骼健康,减少慢性非传染性疾病风险。

1. 5~17岁儿童青少年应每天累计至少60分钟中等到高强度的身体活动;

2. 大于60分钟的身体活动可以提供更多的健康效益;

3. 大多数日常身体活动应该是有氧活动。同时,每周至少应进行3次高强度身体活动,包括强壮肌肉和骨骼的活动等。

这些建议涉及所有健康的5~17岁儿童,除非有特殊健康状况表明其不适宜。累计的概念指一天分几次开展较短时间的活动(例如两次,每次30分钟),然后把每一次所用时间加起来,达到每天60分钟的目标。如有可能,残疾儿童和青少年也应完成建议的身体活动量,但他们应与卫生保健服务人员合作,根据身体条件,了解适合他们的身体活动形式和活动量。

这些建议适用于全体儿童和青少年(不分性别、人种、民族或收入水平)。对缺乏身体活动的儿童和青少年,建议采取渐进的方式增加身体活动量,最终达到上述推荐量。适宜的方法是,从较小的活动量开始,然后随着时间的推移,逐渐增加持续时间、频度和强度。值得一提的是,对于那些目前还没有进行身体活动的孩子,即使其开始进行的身体活动尚未达到推荐量,也会给身体带来健康效益,比根本不活动强。

**18~64岁年龄组**

18~64岁成年人的身体活动包括在日常生活、家庭和社区中的休闲活动、交通往来(如步行或骑自行车)、职业活动(如工作)、家务劳动、玩耍、游戏、体育运动或有计划的锻炼等。为了增进心肺、肌肉和骨骼健康以及减少非传染性疾病和抑郁症风险,建议:

1. 18~64岁成年人每周完成至少150分钟中等强度有氧身体活动,或每周至少75分钟高强度有氧身体活动,或中等和高强度两种活动相当量的组合。

2. 有氧活动应该每次至少持续10分钟。

3. 为获得更多的健康效益,成年人应增加有氧身体活动,达到每周 300 分钟中等强度或每周 150 分钟高强度有氧身体活动,或中等和高强度两种活动相当量的组合。

4. 每周至少应有两天进行大肌群参与的强壮肌肉活动。

这些建议涉及所有健康的 18～64 岁成年人(不分性别、人种、民族或收入水平),除非有特殊健康状况表明其不适宜。这些建议也适用于该年龄组人群中患高血压、糖尿病等不影响活动的慢性非传染性疾病患者。这些建议也适用于有残疾的成人,但可能需要根据他们的运动能力和特定的健康风险或身体受限情况进行个体化的调整。有多种方法可以累计达到每周 150 分钟身体活动的目标。累计的概念指将一周内分散进行的多次(每次至少 10 分钟)较短时间的身体活动的各次持续时间累加,达到每周 150 分钟身体活动目标,如每周 5 次,每次 30 分钟中等强度身体活动。

孕妇、产后妇女和曾发生心血管事件者,在计划达到该年龄组的建议身体活动量之前,需要采取特别的预防措施并寻求医学咨询。

缺乏体力活动或因疾病活动受限制的成人,从"不活动"变为"有一些活动"时,将会获得额外的健康效益。目前身体活动未达到"建议"水平的成年人应设定增加活动持续时间、频度和强度的目标,以达到建议的水平。

**65 岁及以上成年人**

对于 65 岁及以上的老年人,身体活动包括在日常生活、家庭和社区中的休闲活动、交通往来(如步行或骑车)、职业活动(如果仍然从事工作的话)、家务劳动、玩耍、游戏、体育运动或有计划的锻炼。

为增进心肺、肌肉、骨骼和功能性的健康,减少非传染性疾病、抑郁症和认知功能下降等风险,建议:

1. 老年人应每周完成至少 150 分钟中等强度有氧身体活动,或每周至少 75 分钟高强度有氧身体活动,或中等和高强度两种活动相当量的组合。

2. 有氧活动应该每次至少持续 10 分钟。

3. 为获得更多的健康效益,该年龄段的老年人应增加有氧活动量,达到每周 300 分钟中等强度或每周 150 分钟高强度有氧活动,或中等和高强度两种活动相当量的组合。

4. 活动能力较差的老年人每周至少应有 3 天进行增强平衡能力和预防跌倒的活动。

5. 每周至少应有 2 天进行大肌群参与的增强肌肉力量的活动。

6. 由于健康原因不能完成所建议身体活动量的老年人,应在能力和条件允许范围内尽量多活动。

这些建议适用于 65 岁及以上的所有健康人群,同时也适合该年龄组的慢性非传染性疾病患者。患有特殊疾病(如心血管疾病和糖尿病)的患者,在计划达到对老年人的建议身体活动量之前,需要采取特别的预防措施并寻求医学咨询。

老年人有多种方法可以累计达到每周 150 分钟身体活动的目标。累计的概念指将一周内分散进行的多次(每次至少 10 分钟)较短时间的身体活动的各次持续时间累加,达到每周 150 分钟身体活动目标,如每周 5 次,每次 30 分钟中等强度身体活动。这些建议适用于所有老年人(不分性别、人种、民族或收入水平)。建议也适用于有残疾的老年人,但可能需要根据他们的运动能力和特定的健康风险或身体受限情况进行个体化调整。

笔记

缺乏体力活动或因疾病活动受限制的老年人,从"不活动"变为"有一些活动"时,将会获得额外的健康效益。目前身体活动未达到"建议"水平的老年人应设定增加活动持续时间、频度和强度的目标,以达到建议的水平。

## 中国控烟政策

WHO统计数据显示,烟草每年令近600万人丧生,其中包括100万中国人,相当于每30秒钟就有1个中国人因吸烟死亡。除危害公众健康外,吸烟还给经济带来巨大损失。由于致人患病和在生产力巅峰时期死亡,它让中国的劳动力受到损害。

2013年12月29日,中共中央办公厅、国务院办公厅联合印发了《关于领导干部带头在公共场所禁烟等有关事项的通知》。

2014年10月,世界卫生组织驻华代表处在北京召开媒体通气会,呼吁中国全国人大考虑对《中华人民共和国广告法(修订草案)》做进一步修订,"使之达到《世界卫生组织烟草控制框架公约》规定的全面禁止烟草广告、促销和赞助"。2010年《世界卫生组织全球烟草流行报告》涵盖的195个国家中,66%的国家(包括中国)对烟草广告、促销和赞助仅仅有某种形式的禁令,中国对烟草广告、促销和赞助禁令的遵守情况仅为"中等"。

至2014年12月,中国有一半以上的城市制定了控烟条例,包括哈尔滨、上海、北京、天津、杭州等地都制定了控烟条例。

2014年11月24日,国家卫生计生委起草了《公共场所控制吸烟条例(送审稿)》向社会公开征求意见,主要内容有几个方面:一是明确界定禁止吸烟场所的范围,规定室内公共场所全面禁止吸烟,并明确了室外全面禁止吸烟的公共场所。二是宣传教育和戒烟服务,其中特别提出了几类群体要起到示范带头作用,比如国家机关的工作人员、教师和医务人员,要带头控烟,教师不要在学生面前吸烟,医务人员不要在患者面前吸烟等。三是预防未成年人吸烟,其中规定了禁止向未成年人销售烟草制品,规定学校有义务对学生进行烟草危害的宣传,预防未成年人吸烟。

### 实训与指导

**(一)实训目标**

1. 检验对营养学基础知识、平衡膳食的要点、保健食品的分类和功能、身体活动的分类和强度、成瘾行为及特征等基本知识的理解和掌握程度。

2. 训练理论结合实际的案例分析能力,归纳、总结、提炼关键问题等基本能力。

3. 掌握常用的生活方式的健康管理的基本研究方法及相关能力。

**(二)实训内容与形式**

要求根据以下案例进行案例分析。

赵先生,男,47岁,北京市某机关干部。身高170 cm,体重84 kg,腰围101 cm,血压142/87 mmHg。半年内所在单位有两位同事因心肌梗死和脑出血先后去世,因机关干部有极其相似的生活方式,他本人十分恐慌,担心自己也有严重的健康问题,请医生协助检查了解健康状况并给予指导。所在单位工作人员中共同的生活方式如下:工作压力大,常熬夜加班,睡眠严重不足,一般每天只能保证 5 个小时的睡眠;午餐在本单位餐厅自助,晚餐多为餐馆饮食,常常饮酒(每日饮白酒 150～200 mL);吸烟;体力活动很少,基本开车上下班。近一个月,赵先生自感乏力、嗜睡、全身酸痛,记忆力、体力、耐力全面减退,小便时发现尿液有较多泡沫。有阑尾切除手术史;其父母均有高血压史;其哥哥 52 岁,患糖尿病 5 年。结合以上信息,请您回答以下问题。

**单选题**

1. 赵先生进行健康管理的策略是　　　　　　　　　　　　　　　( )

A. 生活方式管理　　　　　　　　　　B. 需求管理

C. 疾病管理　　　　　　　　　　　　D. 残疾管理

2. 赵先生应注意有益健康的体力活动,这主要是指　　　　　　　( )

A. 运动的频度、强度、形式和有关注意事项

B. 运动的时间、强度和形式

C. 运动的频度、时间和强度

D. 运动的频度和强度

3. 对赵先生进行生活方式评估不包括　　　　　　　　　　　　　( )

A. 饮食习惯评估　　　　　　　　　　B. 运动习惯评估

C. 肿瘤的危险性评估　　　　　　　　D. 营养评估

4. 针对赵先生的情况,建议他每天的食盐摄入标准是　　　　　　( )

A. 5 g 以下　　　　　　　　　　　　B. 12 g 以下

C. 10 g 以下　　　　　　　　　　　　D. 6 g 以下

**多选题**

1. 下列技术中,可用于促进赵先生改变生活方式的是　　　　　　( )

A. 训练　　　　　　B. 教育　　　　　　C. 激励

D. 感化　　　　　　E. 营销

2. 对赵先生进行身体活动干预应该收集的信息包括　　　　　　　( )

A. 运动史　　　　　　　　　　　　　B. 运动技能

C. 体质　　　　　　　　　　　　　　D. 兴趣爱好

**简答题**

1. 对赵先生的生活方式进行评估,有哪些危险因素? 是否还缺少哪些生活方式/行为的评估?

2. 结合赵先生的情况,设计个体化的合理膳食干预方案。

3. 为赵先生制定一套体力活动健康干预方案。

**(三)实训要领**

1. 学习和掌握案例分析涉及的本章主要知识点。

2. 掌握并灵活运用营养、运动及其他生活方式的健康管理知识,并将其应用于群体或个体的健康管理方案的制定及实施过程的基本思路及方法。

3. 具备将相关理论知识进行整合来分析问题的能力。

**笔记**

## （四）实训要求与考核

1.分组或独立完成。如果以分组形式完成,应当对案例分析过程实行任务分解,即分别以 1 名同学为主分段承担资料查找、案例分析和归纳总结、撰写书面报告等工作。研究过程应当在充分发挥所有成员同学主动性、积极性的基础上实现同学间的互助、交流和协作。

2.提交书面报告。要求:(1)列出案例分析依据;(2)分析部分的字数在 1000 字左右,要求观点明确、说理清楚,既要讲清楚作为理由和依据的基本知识,更要针对案例进行分析并得出明确的结论。

3.分组完成的案例分析报告由组长根据小组成员在参与资料查找、小组讨论、案例分析、报告撰写等过程中的贡献度进行初步评分,最后由老师根据评分规则打分。独立完成的案例分析报告由老师根据评分规则打分。

## （五）实训书面记录或作业

### 案例分析报告

根据实训材料,请回答以下问题

1.对赵先生的生活方式进行评估,有哪些危险因素? 是否还缺少哪些生活方式/行为的评估?

_____

_____

_____

_____

_____

_____

_____

_____

_____

2.结合赵先生的情况,设计个体化的合理膳食干预方案。

_____

_____

_____

_____

笔记

3. 为赵先生制定一套体力活动健康干预方案。

（史　鑫　王　瑜）

# 心理健康管理

通过案例分析与实训练习：

巩固　心理健康管理基本概念，人格和心身疾病、情绪和压力、心理咨询的基本知识和原理；

培养　分析冠心病相关危险因素，探讨 A 型人格与冠心病的关系，掌握心理咨询的相关方法；

扩展　灵活运用常见心理健康管理基础知识，分析心理健康存在问题的患者，拓展制定健康管理方案并实施的能力。

### 案例1　A 型人格和冠心病之间的关系

选取心内科就诊的 336 名患者，其中健康组 55 人，冠心病组 281 人，应用 A 型行为类型量表进行性格类型测查，记录患者婚姻状况、年龄、性别、职业类型、学历、是否吸烟等因素。分析 A 型人格冠心病患者的相关因素，随访 1 年观察心血管不良事件的发生情况，结果发现冠心病患者中 A 型人格者 162 人（57.7%），健康对照组 A 型人格者 14 人（25.5%），两组之间差别显著（$p < 0.01$）。A 型人格与患者年龄、男性、脑力劳动、高中以上文化程度、独身、吸烟等因素有关。随访 1 年中，有 49 例（27.8%）A 型性格患者发生心血管不良事件，25 例（15.0%）B 型性格患者发生心血管不良事件，差别显著（$p < 0.05$）。

之后，研究团队对这些患者进行了健康教育干预。选择 281 例冠心病患者作为研究对象，应用 A 型行为类型量表将其分为 A 型人格和 B 型人格，然后将其中 162 例 A 型人格冠心病患者分为健康教育干预组和对照组，每组各 81 人。对照组进行常规的医疗和护理，干预组在此基础上进行系统的心血管疾病知识健康教育，包括冠心病的原因、危险因素、主要症状、自我救护、规范用药、治疗方法、日常保健知识（合理膳食、适量运动、戒烟限酒、心理平衡等）。8 周后评价健康教育对患者身体功能、角色功能、情绪功能、社会功能及总体生活质量的影响，随访 1 年后分析健康教育干预与 A 型人格冠心病患者发生心血管不良事件的关系。结果表明，干预组和对照组身体功能、角色功能、情绪功能、社会功能、总体生活质量评分差异均有统计学意

笔记

义（$p < 0.001$）。随访 1 年，干预组和对照组分别有 21 例（25.9%）和 28 例（34.6%）发生心血管不良事件，差异无统计学意义（$p > 0.05$）。

（案例来源：周建芝.冠心病患者 A 型性格的相关因素研究及随访［J］.中国健康心理学杂志，2013，21（7）：1003 - 1004.）

请思考并回答以下问题：

1.简述个性对个体健康的影响。

2.分析 A 型人格的患者在情绪控制上存在的问题。

3.分析在健康教育干预后 1 年，干预组患者和对照组发生心血管不良事件的概率无差异的原因，并提出可能的解决方案。

## 案例2 心理咨询主动干预模式对大学生心理健康的影响

大学生心理咨询是社会发展的必然产物，它始于 20 世纪末 21 世纪初，至今只有十几年的发展历史。它对促进大学生的心理健康水平，改善大学生的心理健康有着不可估量的作用。因此，各高校十分重视学校心理咨询的运作与发展。由于受传统思想观念的影响，许多大学生认为心理咨询是很丢人的事，因此即使有心理健康问题，也不主动寻求解决办法。在这种不良心理的支配下，大学生主动去心理咨询中心咨询的人数极少，缺乏心理咨询老师的引导，导致多数大学生的心理健康问题没有得到及时的解决，从而严重影响了大学生的心理健康。

针对大学生在心理咨询中存在主动性差的问题，一项研究在心理咨询中引入了主动干预模式。传统的心理咨询模式是心理咨询老师依据心理咨询的相关规定和技术要求被动地坐在心理咨询室等待大学生前来咨询，其基本特征是大学生主动接受咨询，心理咨询被动地为大学生服务。心理咨询主动干预模式是指心理咨询老师以主动出击的方式为大学生开展心理咨询服务，其特征是咨询老师积极主动干预，大学生在咨询老师积极主动干预之下接受心理咨询服务。

它实施的过程主要包括心理健康普测、确定心理咨询主动干预对象、积极干预三方面。在每年新生入学后 1~2 个月内进行心理健康普测，采用的是症状自评量表（SCL - 90）和大学生心理健康自评量表（UPI）。通过计算机分类分组后，对实验组大学生采用心理咨询主动干预模式，即心理咨询老师主动约大学生来心理咨询室咨询，直至问题的解决；对对照组大学生采取传统的心理咨询模式。测试结果发现，一个学期结束之后，对照组 30 名大学生只有 6 人前来咨询，咨询人数占对照组大学生的 20%，而实验组所有大学生都得到了咨询。学期末采用 SCL - 90 和 UPI 对大学生进行心理测试，测试结果显示入学时实验组和对照组大学生的心理健康水平基本一致，但经过一个学期的心理咨询主动干预后，实验组大学生的心理健康水平要好于对照组。

（案例来源：马崇坤.主动干预模式心理咨询对大学生心理健康的影响［J］.辽东学院学报（自然科学版），2012，19（4）：300 - 304.）

笔记

请思考并回答以下问题:

1.简述心理咨询在心理健康管理中的作用。

2.分析心理咨询的主动干预模式的优势,并提出进一步实施的建议。

**主要知识点**

### 一、心理健康的定义和特征

人类对健康概念的认识是经历了几千年的历史逐渐发展起来的。伴随着医学模式的转变,从生物医学模式到生物—心理—社会医学模式,人们认识到健康与否或疾病是否发生还与社会、行为和心理等因素有关。1946 年第三届国际心理卫生大会将心理健康(mental health)定义为:"所谓心理健康,是指在身体、智能以及情感上与他人的心理健康不相矛盾的范围内,将个人心境发展成最佳状态。"世界卫生组织(World Health Organization,WHO)于 2004 年在日内瓦发布的《促进心理健康:概念、证据和实践》研究报告中,把心理健康定义为:"由社会、经济和环境因素所决定,包括实现自身潜能、能应对日常生活压力、能有成就地工作、对所属社区有贡献等状态。"

心理健康的特征:

1.相对性

人的心理健康具有相对性,与人们所处的环境、时代、年龄、文化背景等有关。

2.动态性

心理健康状态不是固定不变的。心理健康水平会随着个体的成长、环境的改变、经验的积累及自我的变化而发展变化。

3.连续性

心理健康与不健康之间并没有一条明确的界限,而是呈一种连续甚至交叉的状态。从健康的心理到严重的心理疾病,是一个两头小、中间大的渐进的连续体。

4.可逆性

心理健康具有可逆性,一个人出现了心理困扰、心理矛盾,如果能及时调整情绪、改变认知、纠正不良行为,则很快会解除烦恼,恢复心理平衡;反之,如果不注意心理健康,则心理健康水平就会下降,甚至产生心理疾病。

### 二、心理健康教育与心理健康促进

心理健康教育与心理健康促进都可以看成是心理健康管理的重要组成部分,其核心目的都是通过心理健康理论预防心理疾病,促进心理健康。

1.心理健康教育

心理健康教育(mental health education)是根据人们心理活动的规律,采取各种教育方法与措施,调动受教育者的一切内外积极因素,维护其心理健康,培养其良好的心理素质,以促进其整体素质提高的教育活动。

心理健康教育是心理健康管理的重要实施手段。心理健康教育的目的是消除或减轻

笔记

影响心理健康的危险因素,预防心理疾病,促进心理健康和提高生活质量。其基本过程是在对特定个体、群体心理健康相关问题分析的基础上,确定有针对性的心理健康教育内容和方法,从而有计划、有步骤地实施干预活动,最后评估干预活动效果的一系列活动过程。

### 2.心理健康促进

心理健康促进(mental health promotion)是把心理健康教育与有关组织、政治和经济干预结合起来,促使个体心理行为和环境的改变,从而改善和保护人们身心健康的一种综合策略。

心理健康促进是心理健康管理的重要组成部分。心理健康促进的主要活动领域包括建立促进心理健康的公共政策、创造支持的环境、强化社区行动、发展个人技能、调整卫生服务方向。基于心理健康促进的概念和活动领域,可以将心理健康促进的基本策略分为倡导、赋权、协调和社会动员。

## 三、生物或躯体因素是心身疾病的发病基础和发展要素

躯体疾病是重要的心理致病因素,可以通过患者的心理变化、情绪反应产生明显的病态心理反应,诱发心身疾病。

躯体疾病与心理问题的关系大致有 4 种:①心理问题导致躯体疾病,即心身疾病;②躯体疾病作为负性生活事件导致心理障碍;③躯体疾病产生器质性和症状性精神障碍;④躯体疾病与心理疾病在患者身上同时出现。

### (一)生物或躯体因素是某些心身疾病的发病基础

生理始基(即某些心身疾病患者发病前的生理特点,它决定个体对疾病及种类的易患性)是心身疾病的发病基础,不良的外界心理刺激,尤其是引起人们产生损失感和不安全感的心理刺激最易导致机体的生理反应。

### (二)躯体因素是导致心身疾病的发展要素

任何器质或功能障碍都会对个体心理带来限制,随之产生一系列的心理问题,使患者的自我感觉和整个精神状态也发生变化。

### (三)躯体疾病引发的心理问题

每个人在患病后,由于疾病、对疾病的认识、个人的心理特征和所处的社会生活环境等不同而产生不同的心理反应,主要引起抑郁、焦虑、孤独感、被动依赖、否认等不良情绪。

## 四、心理因素是引发心身疾病的关键要素

从心身疾病的角度来说,心理因素在疾病的发生和发展过程中起着重要的作用,如在某种人格特征、不良的情绪、压力、心理冲突等心理因素的诱发下,就容易导致机体的生理功能持续紊乱、组织损害和结构改变的器质性躯体疾病。

### (一)人格特征引发的躯体问题

人格(personality),亦称个性,反映了一个人总的心理面貌,是相对稳定、具有独特倾向性的心理特征的总和,是在长期社会生活实践中形成和发展起来的。

人格特征对于人体疾病尤其是心身疾病的发生、发展和病程的转归具有明显的影响。

同样的心理社会因素作用于不同人格特征的人,可导致不同的生理生化改变,引起不同类型的心身疾病。目前,关于人格与疾病的发病相关问题已引起了人们的广泛重视。

20世纪50年代,美国医学家弗里德曼(M. Friedman)和罗森曼(R. H. Rosenman)发现在冠心病患者中有一种特征性的行为模式,他们称之为"A型行为类型"。具有这种特征的人有下列表现:为取得成就而努力奋斗,富有竞争性,很易引起不耐烦,有时间紧迫感,固执己见,有旺盛的精力和过度的敌意。世界心肺和血液研究协会于1978年对A型行为与冠心病的关系问题进行了评价,认为A型行为对冠心病发生的作用超过年龄大、血压高、血脂高和吸烟等危险因素。目前已确认A型行为属于一种独立的冠心病危险因素。

具有这种人格的人,血胆固醇、三羧酸甘油酯较高;平时精神紧张度就很高,稍遇刺激,就会心跳加快、呼吸加快、血压升高,长期如此,易患动脉硬化、高血压、冠心病。具有A型人格的人,常使自己身上的其他痼疾加剧和恶化,从而较同类疾病患者较早死亡。

### (二)情绪对生理的影响

通常认为,心理因素是通过情绪活动影响身体内脏器官功能的,不同的情绪会产生不同的结果。肯定的、积极的情绪,如愉悦、满足、欢喜等,可以提高体力和脑力劳动的效率,使人保持健康,治疗疾病。而在强烈的或持续的消极情绪状态下,首先影响的是神经系统的功能。当持续的消极情绪作用后,常常会使人的神经系统功能严重失调,从而导致各种心身疾病,例如,愤怒、焦虑、惊恐等消极情绪的持续作用会造成心血管系统功能紊乱,出现心律不齐、高血压、冠心病和脑出血等。又如,长期处在严重的忧愁、悲伤和痛苦等情绪状态下,胃肠功能会受到严重的影响,从而导致胃十二指肠溃疡和癌症的发生。

### (三)压力对生理的影响

个体遭遇过度的心理压力,由于强度太大或持续时间太久,健康状态会被严重破坏,从而产生某些疾病,比如引起急性焦虑反应、血管迷走反应和过度换气综合征,甚至可导致免疫功能损害。压力还可加重一个人已有的疾病或造成复发。

## 五、心身疾病的预防

心身疾病的发生是心理社会因素和生物因素综合作用的结果,因而心身疾病的预防也应同时兼顾这两方面;但一般来说,在心身疾病的预防工作中,心理社会因素和心理学方法起更重要的作用。

心理社会因素会引起心身疾病,大量的事实证明,只有考虑到患者的精神状态与疾病之间的复杂关系,才能完整地了解疾病的实质,故心身疾病预防也应从早期着眼。对那些具有明显心理素质问题的人,例如有易怒、抑郁、孤僻及多疑倾向者应及早通过心理指导加强其人格的调整;对于那些有明显行为问题者,如吸烟、酗酒、多食、缺少运动及A型行为等,应利用心理学技术指导其进行矫正;对于那些工作和生活环境里存在明显应激源的人,应及时帮助其进行适当的调整,以减少不必要的心理刺激;对于那些出现情绪危机的正常人,应及时帮助加以疏导。在紧张多变的社会环境中,对心身疾病的预防从个人角度来说应遵循以下原则:①培养健全的人格;②锻炼应对能力,调节情绪;③建立良好的人际关系,储备社会支持力量。

笔记

## 六、心理咨询概述

### (一)心理咨询的概念

心理咨询(psychological counseling):咨询者运用心理学的理论和技术,通过专业的咨访关系,协助合适的来访者依靠自己的探索来解决其各种心理问题以增进身心健康,提高个体适应能力,促进个人的成长与发展以及潜能得以发挥的过程。

### (二)心理咨询的特点

1. 双向性

咨询者与来访者是心理咨询过程的两个方面,缺少其中任何一个方面,都不能构成心理咨询过程。

2. 多样性

人类的心理结构或心理过程是由认知、情绪、意志和行为四方面组成的。人的知、情、意、行是统一的有机体。每个人的生活经历不同,其遗传素质、受教育程度、社会环境等多因素的影响,使心理结构中的四个方面因素所占比例、内容不同,所起的作用也不相同。所以,在心理咨询中要根据其薄弱点不同而进行调整,表现不同,方法也不同。

3. 社会性

心理咨询工作也是在社会环境下进行的。心理是客观事物在人脑中的反映,所以咨询者对来访者的帮助必须取得家庭、学校、社区、社会的协同帮助,才能弄清其心理问题的真实原因,取得多方面的帮助,充分体现心理咨询工作的社会性特点。

4. 渐进性

人的心理形成与发展是渐进的,同样,人的不良心理品质的克服与消除也是渐进的。心理咨询过程的渐进性,要求咨询人员有细心和耐心的品质,对咨询对象的帮助要循序渐进,逐步提高。

5. 反复性

人的心理品质的形成和发展与其他一切事物一样,都是曲折、螺旋式上升发展的。不良心理品质的克服与消除也是如此。对此,心理咨询人员要有充分的认识,对咨询对象要回访,以巩固心理咨询效果。

### (三)心理咨询的对象

(1)精神正常,但遇到自己难以独自解决的与心理有关的现实问题的人。

(2)精神正常,但心理健康水平较低,产生心理障碍导致无法正常工作、学习、生活的人。

### (四)心理咨询的步骤

(1)建立心理咨询关系;

(2)对心理问题进行分析评估;

(3)决定采取何种心理咨询方法;

(4)制定心理咨询目标和计划;

(5)实施心理咨询计划;

(6)咨询结束时对心理咨询结果进行评估。

## 七、心理咨询在心理健康管理中的作用

### 1. 促使行为变化

心理咨询的根本目的是促使来访者行为的变化,通过这个变化使来访者形成建设性的行为方式,获得生活的满足感。

### 2. 改善人际关系

人际交往是人的社会属性的基本需要。在交往方面容易出现各种问题,咨询者就需要帮助来访者学习适当的社会交往技能,改善人际交往的质量,从而提高他们的生活质量。

### 3. 认识内部冲突

心理咨询可以帮助来访者认识到大部分心理困扰是源于自己尚未解决的内部冲突,而不是源于外界,外部环境不过是一个冲突的导火索,而内心冲突才是真正扰乱心理健康的主要因素。

### 4. 纠正错误观念,深化来访者的自我认识

来访者通常以种种非理性观念明确自己的想法,这是一种自我欺骗。心理咨询促进他们对自己的错误观念进行认真思考,代之以更准确的理性观念,并引导来访者进行自我探索,真正认识自己,认识到自己的需要、价值观、态度、动机、长处和短处,从而规划自己的人生。

### 5. 发展来访者潜能

心理咨询的最终目标是发展来访者的个人潜能,促进来访者人格发展。心理咨询是从心理上为来访者提供帮助的职业,向来访者提供有关职业、学业、疾病的康复、心理卫生、婚姻家庭、价值观的选择、事业的发展,以及其他一些有关问题的咨询服务。

## 八、常用心理测量量表

据调查,世界上有上千种心理测量量表,并且没有统一的分类。目前,我国用于心理测量的量表也达到上百种,但是临床上和心理咨询工作中常用的只有几十种。

### (一)人格测试量表

#### 1. 明尼苏达多项人格测验(MMPI)

明尼苏达多项人格测验(MMPI)由美国明尼苏达大学的心理学家哈撒韦(Hathaway)和精神科医生麦金利(McKinley)于1940年编制而成。MMPI可用于测试正常人的人格类型,也可以用于区分正常人和精神疾病患者,适用于16岁以上城市和农村人口,共566题,包含10个临床量表和4个效度量表。

#### 2. 卡氏16种人格因素问卷(16PF)

卡氏16种人格因素问卷是美国伊利诺伊州立大学人格及能力测验研究所卡特尔教授编制的用于人格检测的一种问卷。16PF适用于16岁以上的成人,现有5种版本:A、B本为全版本,各有187个项目;C、D本为缩减本,各有106个项目;E本适用于文化水平较低的被试(心理学实验或心理学测试中接受实验或测验的对象可产生或显示被动观察

笔记

的心理现象或行为特质),有 128 个项目。

### (二)情绪与症状评定量表

1. 症状自评量表(SCL - 90)

症状自评量表是美国心理学家德若伽提斯(L. R. Derogatis)于 1975 年编制而成的,又名 90 项症状清单。该量表共有 90 个项目,包含有较广泛的精神病症状学内容,从感觉、情感、思维、意识、行为直至生活习惯、人际关系、饮食睡眠等,均有涉及,并采用 10 个因子分别反映 10 个方面的心理症状情况。

2. 抑郁自评量表(SDS)

抑郁自评量表(SDS)是由美国杜克大学华裔教授 W. K. Zung 于 1965 年编制的。SDS 含有 20 个项目,每个项目按症状出现的频度分为四级评分。SDS 适用于具有抑郁症状的成年人,包括门诊及住院患者,主要用于疗效评估,不能用于诊断。

3. 焦虑自评量表(SAS)

焦虑自评量表(SAS)是由美国杜克大学华裔教授 W. K. Zung 于 1971 年编制的。SAS 含有 20 个项目,每个项目按症状出现的频度分为四级评分。SAS 适用于具有抑郁症状的成年人,包括门诊及住院患者,主要用于疗效评估,不能用于诊断。

### 导入案例评析

#### 案例 1　A 型人格和冠心病之间的关系

1. 请简述个性对个体健康的影响。

人格特征对于人体疾病尤其是心身疾病的发生、发展和病程的转归具有明显的影响。同样的心理社会因素作用于不同人格特征的人,可导致不同的生理生化改变,引起不同类型的心身疾病,目前关于人格与疾病的发病相关问题已引起了人们的广泛重视。

人格特征是个体应激过程中重要的中介因素,因为人格特征不仅会影响个体对应激性事件的认识评价和处理方式,而且会影响个体可利用的外部资源的质和量。有研究表明,有些人格特征使个体更易遇到应激性事件,更易产生应激,而且会加重应激反应,导致不适应的后果,对健康具有消极影响;而有些人格特征却有助于减轻应激反应,取得适应性的结果,对健康具有积极意义。

有利于适应的人格特征有:

(1)坚毅型人格。拥有更好的健康水平和抵御应激的能力。因为,他们具有较高的控制感和挑战欲,能够坚持健康的生活方式,或改变自己的不健康的生活方式。遇到应激事件会采用更加有效、更加积极的应对策略,着眼于解决问题和寻求社会支持。

(2)感觉寻求者人格。是那些充满冒险精神的人,他们对新异(新颖奇异)刺激感兴趣,总是寻求环境刺激,喜欢参与冒险活动,不能忍受单调、缺乏变化的生活。

对应激性事件,能够更加有效地应对,即使面对较强的应激,还能够维持适宜的心身状态。

（3）乐观主义人格。生活态度积极,对事情的结果满怀积极的期待,总是看到事物美好的一面,坚信黑暗中总有一丝光明。他们采用更加积极的态度对应激性事件做出认知评价,并且总是积极地应对。

（4）幸存者人格。具有强烈的生存愿望,对危险情景能够接受,乐观和创造性地解决问题。

不利于适应的人格特征有:

（1）A型人格。富有竞争性,有进取心、自信心,有成就感、时间紧迫感,易固执己见,有旺盛的精力和过度的敌意,不断驱动自己要在最短的时间里干最多的事,并对阻碍自己努力的其他人或其他事进行攻击,自大、垄断,永远感到时间不够用。具有这种人格的人,血胆固醇、三羧酸甘油酯较高;平时精神紧张度就很高,稍遇刺激,就会心跳加快、呼吸加快、血压升高,长期如此,易患动脉硬化、高血压、冠心病。具有A型性格的人,常使自己身上的其他痼疾加剧和恶化,从而较同类疾病患者较早死亡。

（2）C型人格。害怕竞争,内向、逆来顺受、忍气吞声、任人摆布,过分压抑自己的负性情绪,尤其是经常竭力压制原本应该发泄的愤怒情绪,易出现无助、无望的心理状态,往往表现出过分的克制、谨小慎微、没有信心等。具有这种人格的人易患癌,从总体上对人类的寿命产生负面影响。对于C型人格易患癌的现象,神经免疫学的回答是:抑郁心理状态打破了体内环境的平衡,干扰免疫监控系统的功能,不能及时清除异常突变细胞,这类细胞极易引发癌症。

2.分析A型人格的患者在情绪控制上存在的问题。

A型人格的人由于竞争性过强,过分追求完美,所以总是为自己选择挑战性过高的目标,对工作成果产生不切实际的期望,因此使自己遭遇更多的应激和挫折。他们往往压力过大,引发急性焦虑反应、血管迷走反应和过度换气综合征,甚至可能导致免疫功能损害。他们总是将自我价值建立在别人对自己的评价之上,使压力长期存在,可能进一步诱发过度焦虑、强迫症和失眠等心理障碍。A型人格的人往往对人有更强的敌意,而且经常处于人际冲突中,进一步增加了他们遭遇应激的频率和强度。

A型人格的人,往往不愿意接受自己的身体状态,继续追求超过自身承受能力的任务。他们对待疾病往往具有愤怒、急躁、焦虑的消极情绪,或不愿意接受社会的帮助,这不利于他们疾病康复后生活质量的提高,也可能诱发心血管疾病。

3.分析在健康教育干预后1年,干预组患者和对照组发生心血管不良事件的概率无差异的原因,并提出可能的解决方案。

心理健康教育与心理健康促进都可以看成是心理健康管理的重要组成部分,其最终的核心目的都是通过心理健康理论预防心理疾病,促进心理健康。但健康教育促进只是健康管理的一部分,单纯地依靠健康教育而不能做到完整的健康管理是无

笔记

法治疗患者的心身疾病的。

单纯的医院健康教育促进并不能从根本上改变患者的危险行为习惯,在住院环境下患者获得医院的监护,医院环境有利于患者康复,患者的依从治疗配合度也很高。但是出院后,如不能继续实现家庭与社区健康管理的并轨,比如与冠心病关系密切的吸烟、饮酒、运动不足等问题亦会死灰复燃,因此仅靠医院的健康教育干预无法起到预期的效果。

在我国目前子女数量减少、高度老龄化的现实情况下,应该积极开展居家养老的健康管理模式,将家庭养老和社区养老有机结合起来,同时利用二、三级医院的专业诊疗资源实施远程咨询和管理,建立冠心病居家养老健康管理小组、社区卫生服务中心和二、三级综合性医院三级联动,实现连续、动态、全程的健康管理。

患者出院后,应主要依靠家庭和社区进行健康管理,其中社区心理健康教育非常重要,对高危人群开展定期检查和危险因素监测,对现有冠心病患者开展个性化治疗、健康教育和定期随访,控制病情发展,提高生活质量。

同时,家庭成员应该积极参与患者的预后,在日常生活护理的基础上,做好患者的健康教育工作,纠正 A 型人格中的不利行为,疏导患者的不利情绪,监督患者改变不健康的生活习惯,消除危险行为因素,并与社区卫生服务人员保持联络,接受正确的心理治疗,及时寻求社会的帮助。

## 案例2　心理咨询主动干预模式对大学生心理健康的影响

1. 简述心理咨询在心理健康管理中的作用。

(1)促使行为变化。心理咨询的根本目的是促使来访者行为的变化,通过这个变化使来访者形成建设性的行为方式,获得生活的满足感。

(2)改善人际关系。人际交往是人的社会属性的基本需要。在交往方面容易出现各种问题,咨询者就需要帮助来访者学习适当的社会交往技能,改善人际交往的质量,从而提高他们的生活质量。

(3)认识内部冲突。心理咨询可以帮助来访者认识到大部分心理困扰是源于自己尚未解决的内部冲突,而不是源于外界,外部环境不过是一个冲突的导火索,而内心冲突才是真正扰乱心理健康的主要因素。

(4)纠正错误观念,深化来访者的自我认识。来访者通常以种种非理性观念明确自己的想法,这是一种自我欺骗。心理咨询促进他们对自己的错误观念进行认真思考,代之以更准确的理性观念,并引导来访者进行自我探索,真正认识自己,认识到自己的需要、价值观、态度、动机、长处和短处,从而规划自己的人生。

(5)发展来访者潜能。心理咨询的最终目标是发展来访者的个人潜能,促进来访者人格发展。心理咨询是从心理上为来访者提供帮助的职业,向来访者提供有关职业、学业、疾病的康复、心理卫生、婚姻家庭、价值观的选择、事业的发展,以及其他一些有关问题的咨询服务。

笔记

2.分析心理咨询的主动干预模式的优势,并提出进一步实施的建议。

心理咨询的主动干预模式是相对于传统的咨询模式而言的。传统的心理咨询模式的主要特征是心理咨询老师在咨询室等待大学生前来咨询,如果有问题的大学生没有主动来咨询室咨询,咨询老师也不主动过问。很多原因最终造成大学生并不主动寻求心理咨询,造成大学生无法解决自身存在的心理健康问题,学校配置心理咨询室和专门咨询老师也成为一种资源浪费。

而主动干预模式是咨询老师依据心理健康普测的结果,对有问题的大学生采取主动找其谈话的方式,以帮助大学生解决心理健康问题。这种心理咨询主动干预模式有以下优点:

首先,主动干预提高了大学生的咨询率,从而增强了心理健康教育的有效性。相比较,对照组仅有20%的大学生去过心理咨询室,实验组大学生能够保证100%的咨询和关注,使他们的心理健康问题可以得到及时解决。

其次,主动干预与大学生心理健康水平有着一定的相关性,实验组大学生由于受到长时间的关注,其咨询效果更好,心理健康影响也更大,而传统咨询模式对对照组大学生的心理健康的影响甚微。

主动干预模式的开展必然造成短时间的心理咨询工作压力,原本学校一般安排1~2名咨询师,提供1间教室作为咨询室的配置肯定远远不能满足在校大学生的实际需求。因此首先,开展主动干预模式的同时不能忽视了传统模式的发展,心理咨询作为一种常规性的工作,必须安排好专人值班工作。在现阶段资源匮乏的情况下,将主动干预模式在小范围开展,并不断吸取经验。其次,应该将辅导员工作的一部分,甚至全部纳入到心理咨询中心,成为心理咨询工作人员,并且明确相关人员的职责。再次,应该建立相应的学生组织,提高大学生参与心理健康管理的积极性。最后,需加强从业人员的职业道德修养,从业人员不仅要具有较高的职业技能,还需要有极高的道德修养,从而保护学生的隐私。

### 能力和知识拓展

## 冠心病主要行为危险因素

冠心病是冠状动脉粥样硬化性心脏病的简称,由冠状动脉功能性或器质性改变引起的冠状动脉血流和心肌需求不平衡所导致的心肌缺血性心脏病。随着年龄的增加,心脏病的发生率逐渐增加,尤其是45岁以后。

在冠心病诸多的行为危险因素中,有一些是相对固定的,如受教育的状况、社会关系、社会阶层、年龄、性别、遗传、家庭背景和种族;而有一些是可以改变的,如吸烟行为、肥胖、活动过少的生活方式,对工作压力的察觉和个性等。

1.饮食、肥胖与高胆固醇血症

脂肪是饮食与冠心病联系的枢纽,它决定了血液中胆固醇的水平,胆固醇是冠心病的重要危险因子。由七个国家介入的国际性冠心病前瞻性研究观察了12529例男性,结果显

笔记

示,血液胆固醇水平可能是冠心病致死的重要预测指标,当血液胆固醇在 180 mg/dL 以上时,患冠心病的危险性增加。随着社会经济发展、都市化及生活习惯的改变,西方式的生活方式越来越多地渗入发展中国家。我国未来将面临冠心病发病的上升期。

**2. 吸烟**

吸烟具有生理、心理、社会多方面的意义,但该行为本身的确对我们的健康产生了极大的威胁。Framingham 的研究指出:吸烟可增加冠心病发生率;每天吸烟大于、等于和小于 20 支者,发生冠心病的危险性分别是不吸烟者的 7.25、2.67 和 1.43 倍。吸烟引起冠心病死亡率的增加主要是由于心肌梗死和冠心病猝死。冠心病患者中四分之一的死亡被认为是由吸烟引起的。另外,停止吸烟可以使心脏病已经发作的患者再次发作的概率减半。

**3. 缺乏锻炼**

交通的便利性、周围的环境、工作的压力、人际交往模式、兴趣爱好等内外因素使人们不知不觉减少运动量,同时给人们带来疾病。经常性的中等强度体力活动均可降低冠心病的死亡率。

**4. 情绪**

焦虑、抑郁、紧张、颓废与恐惧是引发冠心病的主要负性情绪。冠心病起病急骤、临床经过凶险和预后不佳等,令患者担心自己随时可能再次发作而死亡,因而对生活失去信心,对自己的病情焦虑不安、忧心忡忡。他们的生活欲望减弱,工作进取心下降,疏远亲朋,甚至远离社会人群,进而产生悲观厌世的思想。负性情绪对心脏病的影响主要包含两条途径:当人们处于负性情绪时更易采用不健康的生活方式;负性情绪会产生生理变化,从而增加对心脏病的易感性。

情绪激动非常容易诱发心绞痛和急性心肌梗死。近年来的冠心病合并抑郁症研究结果显示,两者合并发生的患病率为 19% 左右。抑郁是冠心病病理生理进展中一个独立的高危因素,而并非只是患病后激发的情感反应。研究表明,急性心脏病前的疲惫和抑郁往往是一些潜在病毒活动及冠状动脉炎症的表现。社会交往少、人际关系差、缺乏社会支持等因素常常影响冠心病患者的情绪,也可以成为引发冠心病患者心肌梗死的危险因素。

**5. A 型行为和敌对性**

早在 20 世纪 50 年代中期,美国医学家弗里德曼(M. Friedman)和罗森曼(R. H. Rosenman)就发现和提出了 A 型行为模式。为了证实 A 型行为与冠心病之间的关系,进行了"西方协作研究计划"(WCGS)。结果发现在研究期间共有 257 人患上了冠心病,发病率为 1.9%,其中 A 型行为者发病率为 2.7%,B 型行为者发病率为 1.1%,A 型行为者的发病率是 B 型行为者的 2.37 倍。此后,Brand 利用统计学方法,控制年龄、血脂、血压、吸烟等因素,重新计算上述数据,最终结果是 A 型行为者患冠心病的危险性约为 B 型行为者的两倍。研究结果证实了 A 型行为确实是冠心病的危险致病因素,而不是冠心病造成的结果。

目前研究转而分析 A 型行为概念下的具体的行为特点与冠心病的关系。前瞻性系列研究进行系统回顾和 Meta 分析后得出结论:无论在健康人群还是已有基础心脏病人

笔记

群中,愤怒和敌意与冠心病发生事件明显相关并增加患病的风险,原因可能是愤怒和敌意容易导致吸烟、不良饮食、缺乏运动、治疗依从性下降等行为增加,以及一些尚未预测的因素如自主神经的调节、炎性因子和凝血因子的改变等。男性比女性具有更多的敌意,研究结果很好地解释了年轻女性较不易患冠心病。另外,A 型行为类型的个体容易超负荷工作,乐于选择进入高度紧张或挑战性的职业,在社会生活中会有更多的人际矛盾、心理社会应激,都会使心血管病危险升高。敌意个体可能伴有吸烟、饮酒、过量摄入咖啡因等增加冠心病的高危行为。

6. 应激

无论生活事件还是日常困扰都可以通过应激的神经、内分泌、免疫系统间的联系对循环系统产生影响,增加患冠心病的危险。长期处于应激状态下,机体生理调节乏力或资源耗竭,导致了冠心病的发生。同时研究表明,应激管理可以减少冠心病患者的应激,降低冠心病发生率。

## 学校环境的应激源

学校环境对学生身心健康的影响主要包括两个方面:一个方面是直接影响因素,包括校园伤害、校园暴力事件、校园卫生条件差等,这些因素可能对学生的健康甚至生命构成直接威胁;另一个方面是间接影响因素,包括学校管理无序、缺乏教师关注、学业压力过大、师生流动过大、生活不方便等,虽不会立刻引发健康问题,但是会让学生处于持续应激状态中,从而对疾病产生易感性。

1. 经济压力

学生家庭经济状况差距悬殊,生活方式、消费习惯差异巨大,加之城乡和地域文化差异,造成偏远地区学生和贫困学生的心理问题。经济压力是导致大学生自杀的主要原因之一,尤其是新生自杀意念常与经济压力有关。

2. 师生比例

师生比例是一个学校的人员构成环境,恰当的师生比例有利于学校教学质量和师生身心健康的维护。生师比过大会导致学生得不到必要的心理支持和教育引导,容易诱发健康问题,同时还会增加教师的工作量,使教师处于健康危机中。

3. 教师流动性

在稳定的校园环境中,学生才会感到更安全,更能够去发觉自己各方面的潜能。学校教师,尤其是那些受到学生爱戴的骨干教师的频繁流动会对学校的整体教学环境构成严重威胁,同时也让学生产生一种不稳定感,并进而诱发其他健康问题。一些与学生关系密切的教师,如班主任,频繁变动,对学生的健康存在威胁。

4. 学业压力

学生的主要任务是学习,学习自然是影响学生心理健康的一个重要因素。学业压力对中学生的心理压力影响最大,对大学生也有一定的影响。

5. 教学环境

教学环境中也存在许多值得关注的健康问题。比如教室通风不畅、楼梯拉杆高度不达标、门窗玻璃不牢固、厕所建设不达标、饮用水供应不合格等问题,都可能对学生的健

笔记

康造成直接伤害。而学校设备方面,如教学器械设备配置不达标、课桌椅不达标、照明和采光不合乎标准等都威胁学生们的健康。

6.师生关系

师生关系是校园生活中最为重要的一种人际环境。据调查,学校师生关系是学生面临的最为严重的校园应激之一。良好的师生关系有利于满足师生双方的心理需求,发展学生积极的情感体验,促进学生人格的发展,亦是学生重要的社会支持力量,有利于缓解学生日常生活中的心理压力。良好的师生关系能发挥重要的缓冲作用。

## 实训与指导

**(一)实训目标**

1.检验对心身疾病、情绪和人格分析、心理咨询等基本知识的理解和掌握程度。

2.训练理论结合实际的案例分析能力,归纳、总结、提炼关键问题等基本能力。

3.掌握常用的心理健康管理基本研究方法及相关能力。

**(二)实训内容与形式**

要求根据以下材料进行案例分析:

王奶奶,今年81岁,10年前丈夫去世后,一直一个人居住。她有两个儿子和两个女儿,都在本市工作和生活,按照当地的习俗,基本由两个儿子轮流照顾。

王奶奶长期患有高血压,曾做过心脏搭桥手术,需要长期服药,病情控制一直很稳定,生活基本能够自理。但是王奶奶不识字,也不太擅长交际,尤其是小区经历拆迁后,很多老朋友或散或去世,同辈能够说上话的人几乎没有了,她变得更加孤僻。王奶奶脾气也不好,话不多但做起事情来一直我行我素,不讲道理。左邻右舍知道她的脾气,一发现她脾气上来了就主动退让,或避而不见。社区工作人员也把她当作惹麻烦的人,很少主动为她服务。也因为这个脾气,两个儿子照顾母亲也很辛苦。

3个月前王奶奶走丢了,就在小区门口找不到家,最后连自己儿子都不认识,家人赶紧送她去医院,诊断结果是老年痴呆,而且已经比较严重,医生建议最好有人长期陪伴治疗,于是家里人商量后想把王奶奶就近送到敬老院去,但是王奶奶认为自己有儿有女,去敬老院是很丢人的事情,倔脾气上来了坚决不去。

家里人没办法,只好请保姆来照顾,但是连续两位保姆都被王奶奶赶走了。王奶奶始终认为自己有儿有女,请保姆很丢人,好像子女都不要她。现在家里好不容易请来了第三位保姆,王奶奶还是没有好脸色,不停地喊自己这里不舒服,那里不舒服,要家里人陪她一次次去医院做检查。

另外,因为王奶奶已经得了老年痴呆,家里又有保姆,两个儿子就把王奶奶的存折和首饰拿走保管起来,王奶奶却认为两个儿子是提前要分她的财产,又开始闹起来,要两个儿子把钱拿出来,还提出要儿子每个月给她赡养费。

王奶奶的两个儿子都是50多岁了,有慢性病,一个单位安排他去外地工作一年,另一个有高血压和糖尿病,最近控制得不理想,医生建议他静养不要操劳。王奶奶却依然要他的两个儿子尽孝心,闹到儿子家里,和儿媳妇也大吵了一次,搞得整个小区都知道这些事情,大家都在背后议论王奶奶,这样,王奶奶就更加不高兴了,就觉得所有人和她作对,做事情更加不讲道理。

现在家人都很担心王奶奶的健康,但是家里实在没有办法管好她了。

问题:

1.想要详细了解王奶奶存在的心理健康问题,需要调查哪些方面的内容,采用什么调查手段?

2.针对王奶奶目前的心理状态,请设计心理咨询的步骤和可能的解决思路。

3.针对王奶奶的子女在心理健康方面可能存在的问题,请设计心理咨询的步骤和可能的解决思路。

4.根据前面所学知识,设计对王奶奶进行健康管理的具体方案。

**(三)实训要领**

1.学习和掌握本案例涉及的本章主要知识点。

2.掌握心理健康管理的主要内容和基本思路,掌握心理咨询的基本方法。

3.具备将相关理论知识进行整合来分析问题的能力。

**(四)实训要求与考核**

1.分组或独立完成。研究过程应当在充分发挥所有成员同学主动性、积极性的基础上实现同学间的互助、交流和协作。

2.提交书面报告。要求观点明确、说理清楚,既要讲清楚作为理由和依据的基本知识和法律规定,更要针对案例事实进行分析并得出明确的结论。

3.分组完成的案例分析报告由组长根据小组成员在参与资料查找、小组讨论、案例分析、报告撰写等过程中的贡献度进行初步评分,最后由老师根据评分规则打分。独立完成的案例分析报告由老师根据评分规则打分。

**(五)实训书面记录或作业**

## 案例分析报告

根据实训材料,请问题以下问题

1.想要详细了解王奶奶存在的心理健康问题,需要调查哪些方面的内容,采用什么调查手段?

_____

_____

_____

_____

2.针对王奶奶目前的心理状态,请设计心理咨询的步骤和可能的解决思路。

_____

_____

_____

笔记

3.针对王奶奶的子女在心理健康方面可能存在的问题,请设计心理咨询的步骤和可能的解决思路。

_____

_____

_____

_____

4.根据前面所学知识,设计一套对王奶奶进行健康管理的具体方案。

_____

_____

_____

_____

(陈　齐　胡培英)

笔记

# 第八章

# 重点人群与疾病的健康管理

通过案例分析与实训练习：

巩固　高血压、2型糖尿病、冠心病、脑卒中、肥胖症健康管理基本内容；

培养　分析高血压、2型糖尿病、冠心病、脑卒中的危险因素,掌握常用的发病风险评估方法；

扩展　灵活运用常见慢性病的健康管理基础知识,并将其应用于慢性病高危人群或患者健康管理方案的制定及实施过程中。

**导入案例**

### 案例1　健康需求分析及健康监测方案的制定

李先生,68岁,身高170 cm,体重90 kg,腰臀比为1.2,退休干部,空巢老人,为人乐观,性格开朗,家庭经济条件好,居住在杭州市西湖区某小区,社区有条件优越的卫生服务中心。李先生参加了医疗保险。李先生有30年烟龄,近一年来每日抽烟4支左右,偶有饮酒,嗜甜食,爱吃糕点,基本不参加体育活动。近一个月来睡眠质量较差,收缩压在165 mmHg上下浮动2 mmHg,舒张压在98 mmHg上下浮动2 mmHg,一周前年度体检被医生诊断为2型糖尿病,医生建议通过口服药物及生活方式干预进行治疗。李先生因此对自己的健康尤为关注,并寻求健康管理服务。您如果是健康管理师将如何对李先生进行健康监测?

请思考并回答以下问题:

1.李先生的健康需求有哪些?

2.如何制定并执行李先生的健康监测方案?

(案例来源:根据郭清主编的《老年健康管理师实务培训(下册)》第四章"健康指导"中的案例改编而成)

### 案例2　医院—社区联手防制心脏病——远程心电监控示范应用的尝试和思考

从治疗走向预防,是现代医学发展的一大趋势,也是解决慢性病发病率迅速增长、医疗资源日益紧张、医疗费用支出日趋加大等问题的必然选择。随着医疗仪器逐渐向"微型化、智能化、个性化和网络化"方向发展,可穿戴技术逐渐走入人们的视

笔记

107

线。可穿戴技术是近年来出现的一种新兴技术,并逐渐从专业领域向日常生活扩展。从最初的临床监护、应急救护、航空航天、体育训练、军事作业等方面逐渐延伸到家庭保健、睡眠分析、社区健康监测等。其中,便携式心电监测设备的产生为心脏病高危人群及患者的远程心电监控提供了可能。

2011年,杭州师范大学附属医院(杭州市第二人民医院)开始与拱墅区卫生服务中心建立开展远程医疗心电监控示范应用项目。远程心电监测系统由远程移动终端、社区卫生服务监控中心及医院健康监控中心三部分或远程移动终端和医院健康监控中心两部分组成。远程移动终端通常是穿戴式的简易装置,由心脏病患者或高危人群随身携带,包括监测装置、应急治疗装置和GPS三部分,社区卫生服务监控中心是家庭终端心电信息接收中转站,可将相关信息直接传送到医院健康监控中心。作为整个远程实时监测系统的中枢,医院健康监控中心对移动终端采集到的用户ECG信号进行集中监测、存储、分析和早期诊断,及时发现患者的突发情况。此外,结合GIS平台的强大空间位置分析功能,实现对移动用户的地理位置进行跟踪、定位和显示。

远程心电监测系统可以帮助社区卫生服务人员或医生实时监测患者的心电情况,一旦发现发病先兆,只需将居民所在社区卫生服务中心检查的心电图数据发送至附属医院,医院便可及时将诊断信息反馈给社区卫生服务中心的医生和患者本人,从而进行有效的治疗,既免去了医院排队检查的苦恼,又可以及时获得专家的诊断。若遇到急性心肌梗死患者,社区卫生中心和医院的医务人员可迅速展开急救措施,开通急救绿色通道,缩短救治时间,提高抢救成功率。

该项目于2011年2月试点运行,当年覆盖拱墅区3个社区,2012年覆盖12个社区,2013年覆盖所有社区,已监控近3000例,其中动态心电图53例,转诊59人,危重转诊5例,急诊PCI手术7例,射频消融7例,心脏瓣膜置换手术3例。

远程心电监测系统建立了延伸到医院以外的监测和救治体系,起到了区域示范性作用。在现有的医疗资源分布不均和医护人员数量紧缺的情况下,患者不仅要长途奔波,更在排队、就诊、结账时浪费大量时间,于是许多城市提出远程医疗、智慧医疗。远程心电监测系统的建立及相关项目的推广为探索智慧医疗及医养护一体化提供了很好的参考。

(案例来源:根据杭州师范大学附属医院(杭州市第二人民医院)张邢炜教授负责的卫生部科学研究基金(省部共建项目)"医院—社区联手防制心脏病的远程心电监控系统应用研究"编写)

请思考并回答以下问题:

1.简述远程心电监控对心脏病高危人群或患者的健康管理的重要性。

2.医院—社区远程心电监控项目体现了什么样的健康管理模式?

3.类似远程心电监控示范应用项目的推广需要解决什么关键问题?

笔记

### 重点疾病的健康管理

慢性非传染性疾病,有时也简称为"慢性病"或"慢病",指一类病程漫长、无传染性、不能自愈、目前也几乎不能被治愈的疾病,其主要特点包括:病因复杂,其发病与不良行为和生活方式密切相关;潜伏期较长,没有明确的得病时间;病程长,随着疾病的发展,表现为功能进行性受损或失能;很难彻底治愈,表现为不可逆性。慢性非传染性疾病主要包括心脑血管疾病、恶性肿瘤、糖尿病、慢性阻塞性肺部疾病、精神心理性疾病等。

#### (一)高血压健康管理

高血压是一种以动脉血压持续升高为特征的进行性心血管损害性疾病,是最常见的慢性病,是冠心病、脑血管病、肾脏病发生和致死的最主要的危险因素。高血压的常见并发症是脑卒中、心肌梗死、心力衰竭、慢性肾病。我国心脑血管病发生和死亡者,一半以上与高血压有关。

高血压发病机制尚未明确,现有研究认为与遗传和环境因素有关。大部分高血压发生与环境因素有关,环境因素主要指不良生活方式。高血压的危险因素较多,比较明确的是超重/肥胖或腹型肥胖、高盐饮食、长期过量饮酒、长期精神过度紧张。

**1.高血压流行病学**

我国人群高血压发病的主要危险因素有:高钠、低钾膳食;超重和肥胖;饮酒;遗传、性别、年龄、工作压力过重、心理因素、高脂血症等其他危险因素。

**2.高血压的诊断**

临床上高血压诊断标准为:经非同日 3 次测量血压,收缩压≥140 mmHg 和(或)舒张压≥90 mmHg。原因不明的高血压称为原发性高血压,大都需要终身治疗。由某些疾病引起的血压增高称为继发性高血压,约占高血压的 5% ~10%,其中许多可经特异性治疗获得根治。血压测量有 3 种方式,即诊室血压、自测血压、动态血压。一般讲,诊室血压水平高于自测血压和动态血压 24 小时平均水平。自测血压水平接近动态血压 24 小时平均水平。

**3.高血压患者治疗目标**

一般高血压患者,应将血压(收缩压/舒张压)降至 140/90 mmHg 以下;65 岁及以上老年人的收缩压应控制在 150 mmHg 以下,如能耐受还可进一步降低;伴有慢性肾脏疾病、糖尿病,或病情稳定的冠心病或脑血管病的高血压患者治疗更宜个体化,一般可以将血压降至 130/80 mmHg 以下。伴有严重肾脏疾病或糖尿病,或处于急性期的冠心病或脑血管病患者,应按照相关指南进行血压管理。舒张压低于 60 mmHg 的冠心病患者,应在密切监测血压的情况下逐渐实现降压达标。

笔记

**4. 高血压健康管理主要内容**

(1)高血压筛查。对辖区内 35 岁及以上常住居民,每年在其第一次到乡镇卫生院、村卫生室、社区卫生服务中心(站)就诊时为其测量血压。

对第一次发现收缩压 ≥140 mmHg 和(或)舒张压 ≥90 mmHg 的居民在去除可能引起血压升高的因素后预约其复查,非同日 3 次血压高于正常,可初步诊断为高血压。如有必要,建议转诊到上级医院确诊,两周内随访转诊结果,将已确诊的原发性高血压患者纳入高血压患者健康管理。将可疑继发性高血压患者,及时转诊。

(2)高血压随访评估。建议高危人群每半年至少测量 1 次血压,并接受医务人员的生活方式指导。对原发性高血压患者,每年要提供至少 4 次面对面的随访。

(3)高血压患者分类干预。高血压分类干预应根据血压控制的满意情况进行分类,并确定下次测量时间,如需转诊及时转入上级医院。

(4)高血压患者体检和随访。对原发性高血压患者,每年进行 1 次较全面的健康检查,可与随访相结合,内容包括体温、脉搏、呼吸、血压、身高、体重、腰围、皮肤、浅表淋巴结、心脏、肺部、腹部等常规体格检查,生化指标、血常规、尿常规及心电图等辅助检查,并对口腔、视力、听力和运动功能等进行粗测判断。

**(二)糖尿病健康管理**

糖尿病是由多种病因引起的代谢紊乱,其特点是慢性高血糖,伴有胰岛素分泌不足和(或)作用障碍,导致碳水化合物、脂肪、蛋白质代谢紊乱,造成多种器官的慢性损伤、功能障碍或衰竭。

按照世界卫生组织(WHO)及国际糖尿病联盟(IDF)专家组的建议,糖尿病可分为 1 型、2 型、其他特殊类型及妊娠糖尿病 4 种。1 型糖尿病患病率远低于 2 型糖尿病,其发病可能与 T 淋巴细胞介导的自身免疫导致胰岛 β 细胞的选择性破坏,胰岛素分泌减少和绝对缺乏有关。

**1. 2 型糖尿病的危险因素**

(1)遗传因素。2 型糖尿病有很强的家族聚集性,糖尿病亲属中的患病率比非糖尿病亲属高 4~8 倍。

(2)肥胖和超重。肥胖是 2 型糖尿病最重要的危险因素之一。不同种族的男女,体重指数(BMI)均与发生 2 型糖尿病的危险性呈正相关关系。

(3)体力活动不足。许多研究发现,体力活动不足增加糖尿病发病的危险,活动最少的人与活动最多的人相比,2 型糖尿病的患病率高 2~6 倍。有规律的体育锻炼能增加胰岛素的敏感性和改善糖耐量。

(4)膳食因素。高能量饮食是明确的 2 型糖尿病的重要危险因素。

(5)早期营养。低体重新生儿较高体重新生儿在成长期更容易发生糖尿病,母亲营养不良或胎盘功能不良可以阻碍胎儿胰岛 β 细胞的发育。

(6)糖耐量损害。糖耐量减低(IGT)是指患者血糖水平介于正常和糖尿病之间的一种中间状态。在 IGT 患病率高的人群中,糖尿病患病率一般也高。

(7)胰岛素抵抗(IR)。胰岛素抵抗是指机体对一定量的胰岛素的生物学反应低于预期正常水平的一种现象,常伴有高胰岛素血症。胰岛素抵抗是 2 型糖尿病高危人群的重要特征之一。在糖耐量正常或减低的人发展为 2 型糖尿病的过程中,循环中的胰岛素水平起主要作用。

(8)高血压及其他易患因素。高血压患者发展为糖尿病的危险比正常血压者高。其他如文化程度、社会心理因素、出生及 1 岁时低体重、服药史、心血管疾病史也可能是 2 型糖尿病的易患因素。

2.2 型糖尿病高危人群

成年人( ＞18 岁)具有下列任何一个及一个以上糖尿病危险因素者,即为高危人群:

(1)年龄≥40 岁;

(2)有糖调节受损(IGR)史;

(3)超重(BMI≥24 kg/m$^2$)或肥胖(BMI≥28 kg/m$^2$),和(或)中心性肥胖(男性腰围 ≥ 90 cm,女性腰围 ≥ 85 cm);

(4)静坐生活方式;

(5)一级亲属中有 2 型糖尿病家族史;

(6)有巨大儿(出生体重 ≥ 4 kg)生产史或妊娠糖尿病史的妇女;

(7)高血压或正接受降压治疗者;

(8)血脂异常或正接受调脂治疗者;

(9)动脉粥样硬化性心脑血管病患者;

(10)有一过性类固醇糖尿病病史者;

(11)多囊卵巢综合征患者;

(12)长期接受抗精神病药和(或)抗抑郁药物治疗的患者。

3.2 型糖尿病的诊断

血糖的正常值和糖代谢异常的诊断主要依据血糖值与糖尿病并发症的关系来确定。1999 年,世界卫生组织(WHO)提出了基于空腹血糖水平的糖代谢分类标准,见表 8-1。

表 8-1　糖代谢分类

| 糖代谢分类 | FPG(mmol/L) | 2hPBG(mmol/L) |
| --- | --- | --- |
| 正常血糖(NGR) | <6.1 | <7.8 |
| 空腹血糖受损(IFG) | 6.1 ~ 7.0 | <7.8 |
| 糖耐量减低(IGT) | <7.0 | 7.8 ~ 11.1 |
| 糖尿病(DM) | ≥7.0 | ≥11.1 |

注:IFG 或 IGT 统称为糖调节受损(IGR,即糖尿病前期)

糖尿病常用的诊断标准和分类有 WHO 1999 年标准和美国糖尿病学会(ADA)2003 年标准。我国目前采用 WHO 1999 年糖尿病诊断标准,即血糖升高达到下列三条标准中的任意一条时,就可诊断患有糖尿病:

(1)糖尿病症状 + 任意时间血浆葡萄糖水平≥11.1 mmol/L(200 mg/dL);

(2)空腹血浆葡萄糖(FPG)水平≥7.0 mmol/L (126 mg/dL);

(3)OGTT 试验中,餐后 2 小时血浆葡萄糖(2hPBG)水平≥11.1 mmol/L(200 ng/dL)。

糖尿病诊断应尽可能依据静脉血浆血糖,而不是毛细血管的血糖检测结果。

笔记

4.糖尿病患者管理和治疗目标

2型糖尿病综合控制目标,应视患者的年龄、合并症、并发症等不同而异,见表8-2。

表8-2　中国2型糖尿病的控制目标

| | | 目标值 |
|---|---|---|
| 血糖(mmol/L)* | 空　腹 | 3.9～7.2 mmol/L(70～130 mg/dL) |
| | 非空腹 | <10.0 mmol/L(180 mg/dL) |
| HbA1c(%) | | <7.0 |
| 血压(mmHg) | | <130/80 |
| HDL–C(mmol/L) | 男　性 | >1.0(40 mg/dL) |
| | 女　性 | >1.3(50 mg/dL) |
| TG(mmol/L) | | <1.7(150 mg/dL) |
| LDL–C(mmol/L) | 未合并冠心病 | <2.6(100 mg/dL) |
| | 合并冠心病 | <1.8(70 mg/dL) |
| 体重指数(BMI)(kg/m$^2$) | | <24 |
| 尿白蛋白/肌酐比值 (mg/mmol) | 男　性 | <2.5(22 mg/g) |
| | 女　性 | <3.5(31 mg/g) |
| 尿白蛋白排泄率 | | <20 μg/min(30 mg/d) |
| 主动有氧活动(分钟/周) | | ≥150 |

＊毛细血管血糖

5.糖尿病健康管理服务内容

(1)筛查。对工作中发现的2型糖尿病高危人群进行有针对性的健康教育,建议其每年至少测量1次空腹血糖,并接受医务人员的健康指导。

(2)随访评估。对确诊的2型糖尿病患者,每年提供4次免费空腹血糖检测,至少进行4次面对面随访。

(3)分类干预。根据血糖控制满意情况进行定期随访及相关健康管理服务内容。

(4)健康体检。对确诊的2型糖尿病患者,每年进行1次较全面的健康体检,体检可与随访相结合。健康体检项目包括体温、脉搏、呼吸、血压、身高、体重、腰围、皮肤、浅表淋巴结、心脏、肺部、腹部等常规体格检查,生化指标、血、尿常规及心电图等辅助检查,并对口腔、视力、听力和运动功能等进行粗测判断。具体内容参照《城乡居民健康档案管理服务规范》健康体检表。

### (三)肥胖症健康管理

肥胖症是指体内脂肪堆积过多和(或)分布异常,使体重增加(通常标准为超过理想体重的20%或以上)的一种慢性代谢性疾病。

肥胖症是一组异质性疾病,可由多种疾病引起,但单纯性肥胖症,即只有肥胖而无明显可引起肥胖的其他器质性疾病的肥胖症,占95%以上。本处重点介绍单纯性肥胖症的健康管理。

1.肥胖症发生的主要因素

超重和肥胖症是能量的摄入超过能量的消耗以致体内脂肪过多蓄积的结果。不同个体对能量摄入、食物的生热作用和体重调节反应不同,受遗传特点(如生理、代谢)和生活方式(如社会、行为、文化、膳食、活动量和心理因素)影响。即使存在遗传因素影响,肥胖的发生、发展也是环境因素及生活方式等多种因素间相互作用的结果。

（1）遗传因素。单纯性肥胖具有遗传倾向,肥胖者的基因可能存在多种变化或缺陷。

（2）进食过量。高蛋白质、高脂肪食物的消费量大增,能量的总摄入往往超过能量的消耗。已有研究证明,含脂肪多而其他营养素密度低的膳食,引起肥胖的可能性最大。进食行为也是影响肥胖症发生的重要因素。

（3）体力活动过少。随着现代交通工具的日渐完善,职业性体力劳动和家务劳动量的减轻,人们处于静态生活的时间增加,成为发生肥胖的主要原因之一。

（4）社会因素。全球肥胖症患病率的普遍上升与社会环境因素的改变有关,政策、新闻媒体、文化传统以及科教宣传等,对膳食选择和体力活动都会产生很大影响。

2. 肥胖症的诊断

肥胖症的主要诊断依据是体内脂肪堆积过多和（或）分布异常。

（1）体重指数（BMI）。我国卫生部于 2003 年发布的《中国成人超重和肥胖症预防控制指南》提出,成人肥胖和超重的诊断标准为：$BMI \geq 24 \ kg/m^2$ 为超重,$BMI \geq 28 \ kg/m^2$ 为肥胖。

（2）体脂的分布特征。可用腰围来衡量。腰围为通过腋中线肋缘与髂前上棘间的中点的径线距离。腰围男性 $\geq 90 \ cm$,女性 $\geq 80 \ cm$ 可视为中心型肥胖。

3. 肥胖症的干预和管理

（1）一般人群的普遍性干预。首先是群体预防,积极做好宣传教育,使人们更加注意膳食平衡,防止能量摄入超过能量消耗。

（2）高危人群的选择性干预。肥胖的高危险因素指存在肥胖家族史、有肥胖相关性疾病、膳食不平衡、体力活动少等。对高危个体和人群的预防控制措施包括改变高危个体和人群的知识、观念、态度和行为,以减少或消除发生并发症的危险因素。

（3）对肥胖症和伴有并发症患者的针对性干预。对已有超重和肥胖并有肥胖相关疾病的高危个体,主要预防其体重进一步增长,最好使其体重有所降低,并对已出现并发症的患者进行疾病管理。

导入案例评析

### 案例 1　健康需求分析及健康监测方案的制定

1. 李先生的健康需求有哪些？

（1）首先,体检结果表明李先生患了 2 型糖尿病。近一个月血压值偏高,可能由睡眠质量差及糖尿病等因素造成,但不能排除患高血压的可能性。

（2）李先生健康危险因素包括：年龄 68 岁是糖尿病的一大危险因素；腰臀比为 1.2,利用身高、体重数据计算可知 $BMI = 31.14 \ kg/m^2$,属于腹型肥胖,容易引起胰岛素抵抗及代谢紊乱；烟龄长、饮酒、嗜甜、体育活动不足等都是糖尿病的危险因素；血压偏高是糖尿病的又一危险因素。

笔记

（3）李先生经济条件较好，又主动寻求健康管理服务，所以李先生有条件和意愿解决自己的健康问题。

2.如何制定并执行李先生的健康监测方案？

根据李先生的健康状况分析及健康需求分析可知，李先生属于慢性病老年人，且存在着很多影响健康的高危因素，风险度很高。所以，选择按照慢性病老年人的健康监测方案对李先生进行健康监测。

（1）慢性病相关生理指标动态监测方案。糖尿病常可发生并发症，包括大血管病变（如冠心病、脑卒中等）、微血管病变（如糖尿病肾病、糖尿病视网膜病变等）、眼部病变（如白内障、青光眼等）、神经病变和糖尿病足等。所以，日常基本生理参数的监测及个性化的健康体检方案包括相关指标的监测，见表8-3所示。

表8-3 糖尿病健康监测方案

| 监测指标 | 监测频率 |
| --- | --- |
| 日常基本生理参数自我监测 | |
|    血 糖 | 出现低血糖症状或运动前后 |
|    血 压 | 每周测两天（每天早、中、晚各测一次） |
| 个体化体检监测指标 | |
|    空腹血胰岛素和胰岛素抵抗指数 | 至少每年一次 |
|    血 脂 | 至少每年一次 |
|    糖化血红蛋白 | 至少每年一次（反映2~3个月血糖平均水平） |
|    尿微量白蛋白 | 至少每年一次 |
|    心电图 | 至少每年一次 |
|    尿常规 | 至少每年一次 |
|    肾功能 | 至少每年一次 |
|    肝功能 | 至少每年一次 |
|    血尿酸水平 | 至少每年一次 |
|    神经病变 | 至少每年一次 |
|    视网膜检查 | 每年一次 |
|    足部检查 | 每年一次 |

（2）生活危险因素的监测。生活危险因素监测指标见表8-4所示。

表8-4 生活危险因素监测指标

| 监测指标 | 监测方法和频率 |
| --- | --- |
| 吸烟和饮酒 | 生活方式随访（电话：每周一次，每月一次上门） |
| 身体活动强度 | 采用计步器测量或根据运动单位交换表进行轻强度的活动等 |
| 体重和肥胖 | BMI值、腰臀比计算（两周一次） |
| 日常饮食 | 参照糖尿病饮食注意事项进行操作 |

（3）糖尿病随访。使用2型糖尿病患者随访服务记录表（略）对李先生进行定期随访，每月一次上门随访。

（4）日常起居安全性及心理健康监测。李先生为人乐观，性格开朗，所以在慢性病初期可以暂不进行心理健康监测,根据慢性病态势的发展变化,酌情进行相应的心理健康监测项目。日常起居方面,鉴于李先生一个人居住,需要考虑日常起居安全性的监测,可以在家配备运动状态监控器等进行相关状态的监测。对于该项目,健康管理人员需要和李先生达成共识,签订协议方可进行。

### 案例2　医院—社区联手防制心脏病——远程心电监控示范应用的尝试和思考

1. 简述远程心电监控对心脏病高危人群或患者的健康管理的重要性。

心脏病发病原因复杂、症状隐晦、发病迅速、并发症多且预后差,严重影响患者的生存质量。心电图是心脏病患者健康状况关键的参考指标及检测方法,通过医院—社区远程心电监测系统可以实现心脏病患者健康状况的实时、动态、连续的监测,相关心电数据可以及时、直接或间接传送到医院的监控中心,专家可以及时、准确发现患者心电异常情况,进行信息的快速反馈;通过该系统,社区心脏病患者可以第一时间通过绿色通道进入医院治疗,有效缩短了患者就诊时间,保证健康干预的高效实施及效果。所以,医院—社区远程心电监测系统对于实现心血管疾病的实时监测、实时评估、实时干预,减少并发症及提高预后等具有重要的意义。

2. 医院—社区远程心电监控项目体现了什么样的健康管理模式?

健康管理的重要任务之一为借鉴基本公共卫生服务体系的运行机制,构建医院—社区—家庭健康服务模式,并探索相应运行机制,而医院—社区远程心电监控在心脏病患者健康管理中的示范应用是医院—社区—家庭健康服务模式的最好体现。首先,在这一项目中家庭、社区、医院实现了健康管理服务的无缝链接(见图8-1)。借助于基本的网络信息协同平台,家庭、社区、医院建立了信息互通,提高了信息传递的速度及效率。其次,实现了社区患者及时高效的分级诊疗,优化了心血管疾病的健康干预过程,提高了健康管理的质量。最后,医院—社区—家庭健康服务模式构建的重点是建立相关体制及运行机制,杭州市拱墅区卫生局、杭州师范大学附属医院相关合作体制机制的建立,为完善和优化医院—社区—家庭健康服务模式及其示范推广提供了很好的理论和实践依据。

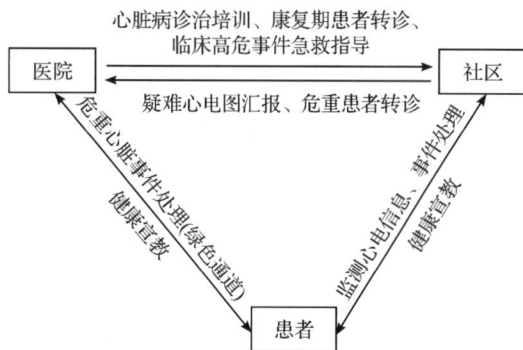

**图8-1　远程心电监控干预模式**

3. 类似远程心电监控示范应用项目的推广需要解决什么关键问题?

远程心电监控示范应用项目的成功实施主要在于建立了医院—社区—家庭的

服务模式,而这一模式的建立需要解决以下两个方面的问题:一方面,信息一体化网络协同平台的构建对于建立医院—社区—家庭的无缝链接提供了可能。信息的实时、准确传输、获取、存贮、分析、反馈以及健康管理服务的提供都需要稳定可靠的信息平台来支撑。另一方面,建立支撑医院—社区—家庭服务模式相应的体制、机制,社区居民、社区卫生服务中心、地方卫生局、综合性医院等作为不同的利益群体,要想建立医院—社区—家庭的服务模式必须建立良好的合作体制和机制,否则整个模式无法顺利运作。而政府主导,社区居民广泛参与,综合性医疗机构及高校等科研机构积极配合与支持,共同参与构建"政学研产用"一体化的合作框架,对于相关体制机制的建立非常重要。

### 能力和知识拓展

#### 心电监测

心电图(ECG)指的是心脏在每个心动周期中起搏点、心房、心室相继兴奋,伴随着生物电的变化,通过心电描记器从体表记录表示多种形式的电位变化的图形。

动态心电图是通过便携式心电监测设备进行心电图的测定。做动态心电图时可自由任意活动,不会影响日常生活。动态心电图可以记录24小时甚至更长的心电情况,主要是为了捕捉心脏病高危人群或心脏病患者有症状时的心电图改变,也能整体分析一天中心率等的变化规律等。一旦某一时间内有症状,根据全天记录的心电图即可对健康管理对象做出准确的判断(如心律失常、心肌缺血或虽有症状而没什么问题等)。

#### "治未病与健康管理"主要研究方向

1."治未病与健康管理"服务体系研究

坚持中医为主体地位的"古为今用,洋为中用,中西合璧,协同创新"原则,重点研究方向为:借鉴基本公共卫生服务体系的运行机制,构建医院—社区—家庭健康服务模式,探索相应运行机制;研究将中医预防保健服务纳入公共卫生服务的相关政策,探索新型健康保障机制;研究制定"治未病与健康管理"行业标准和管理规范,为中医预防保健服务的发展提供制度保障。

2."治未病与健康管理"智能系统研究

以"治未病和健康管理"理论为指导,运用健康物联网等信息服务技术开展集成创新,重点研究方向为:利用基于物联网技术的信息管理系统,集成健康信息的普适获取、连续监控、智能挖掘和互连共享等技术,随时随地获取人体参数,实时评估健康状态,有效促进和高效推广"治未病"健康工程。

### 实训与指导

(一)实训目标

1.检验对常见慢性病的概念、特点、分类、高危因素、发病原因、监测方法、评估方法

笔记

及干预方案制定等基本知识的理解和掌握程度。

2.训练理论结合实际的案例分析能力,归纳、总结、提炼关键问题等基本能力。

3.掌握常用的健康管理学基本研究方法及相关能力。

**（二）实训内容与形式**

根据以下材料进行案例分析。

**【案例一】**李先生,男,46岁,汉族,河北籍人,某商场市场部经理。身高176 cm,体重96 kg,血压140/80 mmHg,饮食以荤食为主,爱吃面点甜食、油炸食品,很少食蔬菜水果。由于近5年工作应酬较多,常出去吃夜宵且大量饮酒。平时以车代步,周末休息日李先生喜欢在家睡觉、看电视,几乎不出门,很少进行体育活动。

回答以下问题:

**单选题**

1.对李先生进行健康管理的策略是　　　　　　　　　　　　　（　　）

A.生活方式管理　　　　　　　　B.需求管理

C.疾病管理　　　　　　　　　　D.残疾管理

2.应对李先生采取的重点预防措施是　　　　　　　　　　　　（　　）

A.初始预防　　　　　　　　　　B.一级预防

C.二级预防　　　　　　　　　　D.三级预防

3.李先生的资料显示危险因素比较多,但都属于可改变因素,那么他的健康危险的个体分析应该属于　　　　　　　　　　　　　　　　　　　　（　　）

A.健康型　　　　　　　　　　　B.自创危险型

C.一般危险型　　　　　　　　　D.难以改变危险型

4.如果要计算李先生的每日营养素摄入量,应该选用的调查方式是　（　　）

A.食物频率调查表　　　　　　　B.24小时膳食回顾

C.专家咨询　　　　　　　　　　D.食品采购清单

**多选题**

1.如果对李先生进行生活方式/行为评估,其内容应包括　　　　（　　）

A.休闲活动　　　B.膳食　　　C.精神压力

D.职业活动　　　E.日常活动

2.根据提供的资料,引发李先生以上健康风险的原因主要为　　（　　）

A.遗传　　　B.不合理膳食　　　C.缺乏运动

D.过量饮酒　　　E.工作压力

**简答题**

1.如果要详细了解李先生的健康信息,调查时应包括哪几部分内容?

2.简述对李先生肥胖的预防措施,并阐述肥胖对健康的危害。

3.如果李先生的评价年龄是52岁,可达到年龄是40岁,请简述其在健康管理中的意义。

**【案例二】**曾女士,66岁,已婚,高中文化,退休教师,身高161 cm,体重73 kg。家庭和睦,经济条件较好,居住环境好,社区有健身中心。本人既往健康,无遗传病、慢性病、传染病史,无食物及药物敏感史。其父亲健康,母亲患有糖尿病。参加医疗保险。不吸

117

烟,不饮酒;平素偏爱肉食,吃蔬菜少,但每天吃水果,平时少有运动。体检时查空腹血糖 8.7 mmol/L,餐后 2 小时血糖 17.5 mmol/L;尿常规:白细胞 5 ~ 10 个/HP;血常规:白细胞 $1.5 \times 10^9$/L,中性粒细胞占 0.8,淋巴细胞占 0.2。肝肾功能、血脂、乙肝三系、尿微量蛋白、X 线胸片、心电图、肝胆脾双肾 B 超未见异常。

思考:

1.请针对曾女士设计一份健康危险因素的干预方案。

2.请对该干预方案进行评估,分析其干预效果。

**(三)实训要领**

1.学习和掌握案例分析涉及的本章主要知识点。

2.掌握提取慢性病患者案例中主要健康问题及健康危险因素的基本思路及方法。

3.具备将相关理论知识进行整合来分析问题的能力。

**(四)实训要求与考核**

1.分组完成,各小组由 4 名同学组成,分工由小组内部决定(承担资料查找、案例分析和归纳总结、撰写书面报告等工作)。研究过程应当在充分发挥所有成员同学主动性、积极性的基础上实现同学间的互助、交流和协作。

2.提交书面报告。要求:根据案例进行分析,请将分析内容表达出来,要求观点明确、说理清楚,更要针对案例事实进行分析并得出明确的结论。

3.分组完成的案例分析报告由组长根据小组成员在参与资料查找、小组讨论、案例分析、报告撰写等过程中的贡献度进行初步评分,最后由老师根据评分规则打分。

**(五)实训书面记录或作业**

# 案例分析报告

一、根据案例一回答以下问题

1.如果要详细了解李先生的健康信息,调查时应包括哪几部分内容?

_____

_____

_____

_____

2.简述对李先生肥胖的预防措施,并阐述肥胖对健康的危害。

_____

_____

_____

_____

笔记

3. 如果李先生的评价年龄是 52 岁,可达到年龄是 40 岁,请简述其在健康管理中的意义。

4. 请为李先生制定一套健康干预方案,其中包括:(1)平衡膳食;(2)增强体力活动。请根据此干预方案,为李先生制订具体的实施计划。

二、根据案例二回答以下问题

1. 请针对曾女士设计一份健康危险因素的干预方案。

2. 请对该干预方案进行评估,分析其干预效果。

(郭　清　王大辉　胡德峰)

# 第九章

# 家庭、学校和工作场所健康管理

通过案例分析与实训练习：

巩固　家庭生活周期问题以及防范方法、家庭保健的定义和方法、家庭健康评估条件及程序、学生健康管理实施内容、工作场所健康管理等主要知识点。

培养　进行家庭健康评估、学生健康管理、工作场所健康管理的实践能力。

扩展　将家庭研究理论以及家庭健康评估工具、学校健康管理考核指标、工作场所健康管理的实施步骤灵活应用到特殊场所人群健康管理方案的制定及实施过程中。

**导入案例**

## 案例1　家庭健康管理案例

杭州某社区卫生服务中心的张医生，走进陈叔叔家里，收集他们的健康信息，然后录入电脑里，为陈叔叔一家三口建立家庭健康档案。在收集健康信息的过程中，张医生了解到他们一家人的健康状况如下：

1.父亲：陈××，某公司中层干部。

(1)基本身体情况：

　　身高：178 cm　体重：75 kg　年龄：52岁

(2)接受疫苗：麻疹、脊髓灰质炎糖丸。

(3)健康情况：无既往史，现患2型糖尿病，有糖尿病家族史。

(4)现存生活习惯：

吸烟(有二十年的烟龄)：平均每天吸烟20支。

饮食情况：平均每周有1~2天食用脂肪含量较高的食物、腌制类食物、油炸类食物。平均每天食用300~500 g水果。

运动情况：每月偶尔1~2次中等强度的身体活动，平时开车上下班。

2.母亲：王××，某公司普通职员。

(1)基本身体情况：

　　身高：164 cm　体重：56 kg　年龄：46岁

(2)接受疫苗：麻疹、脊髓灰质炎糖丸。

（3）健康情况：无既往史，现患高血压，有高血压和糖尿病家族史。

（4）过敏史：磺胺类药物。

（5）现存生活习惯：

饮酒：每月饮酒25次，平均每次500 mL。

饮食情况：平均每周有1~2天食用脂肪含量较高的食物、腌制类食物、油炸类食物。平均每天食用300~500 g水果。

运动情况：每周有3天以上、每次40分钟的中等强度工作或家务劳动。

3. 女儿：陈×，在某高级中学读高三，正面临高考。

（1）基本身体情况：

身高：162.5 cm　体重：46 kg　年龄：17岁

（2）接受疫苗：麻疹、脊髓灰质炎糖丸、乙肝、甲肝、流感疫苗、精白破。

（3）健康情况：无既往史，现无任何身体不适，无任何慢性疾病。

（4）现存生活习惯：

饮食情况：平均每周有1~2天食用脂肪含量较高的食物、腌制类食物、油炸类食物。平均每天食用300~500 g水果。

运动情况：每周参加学校的体育课，其余时间在家复习功课迎接高考。

请思考并回答以下问题：

1. 请简述陈叔叔一家的家庭类型及存在的健康危险因素。

2. 请根据健康档案的内容，运用家庭健康评估工具对陈叔叔一家进行家庭健康评估。

3. 针对陈叔叔一家的情况，如何进行有效的家庭健康管理？

## 案例2　学校健康管理案例

幼儿园是一个比较特殊的场所，幼儿作为身心尚未成熟而需要特殊保护和照料的群体，其健康和安全问题是需要教师和幼儿园共同负责管理的。随着我国经济的发展和物质生活的改善，人们生活水平的不断提高，育儿方式和儿童膳食结构等的改变，营养物质的丰富，加之独生子女的特殊地位及不科学的喂养方式，越来越多的儿童已悄然加入了肥胖者的行列，肥胖儿童已占儿童总数的10%，并以每年8%的速度递增，肥胖症已经成为幼儿园保健管理和矫治工作的重点。

上海市某幼儿园近年来发现，园内儿童肥胖的比例在不断上升（他们对54名肥胖儿家长的调查结果见表9-1）。因此，幼儿园领导将肥胖儿的管理纳入幼儿园的长期发展规划中，做好宣传教育和家长互动，并尝试采用一定的干预措施和矫治手段，来控制肥胖发生率。

笔记

表 9-1　上海市某幼儿园关于儿童肥胖问题的家长问卷调查结果

| 肥胖原因 | 人数 | 百分比(%) |
| --- | --- | --- |
| 遗传 | 30 | 56 |
| 饮食习惯: | | |
| 　1.饮食习惯良好,由遗传引起的肥胖 | 4 | 7 |
| 　2.存在饮食习惯和遗传双重问题的肥胖 | 23 | 43 |
| 　3.只是由饮食习惯引起的肥胖 | 26 | 48 |
| 　4.没有遗传,饮食习惯也良好的肥胖 | 1 | 2 |
| 生活习惯: | | |
| 　1.生活习惯良好的肥胖儿 | 9 | 18 |
| 　2.生活习惯有问题的肥胖儿 | 42 | 82 |
| 养育态度与行为: | | |
| 　1.养育态度与行为存在较大问题的 | 10 | 19 |
| 　2.养育态度与行为存在一定问题的 | 12 | 22 |
| 　3.养育态度与行为正确的 | 32 | 59 |

(案例来源:根据百度文库《上海对幼儿园肥胖儿童管理的尝试》进行改写)

请思考并回答以下问题:

1.请简述该幼儿园儿童存在的健康问题。

2.请结合学生健康管理流程,阐述对幼儿园儿童的肥胖现状进行健康管理的方案。

**主要知识点**

## 一、家庭的概念及功能

### (一)家庭的概念

家庭是由两个或多个人组成、共同生活和彼此依赖的社会基本单位。家庭可分为:

(1)婚姻家庭。被法律承认的、具有合法婚姻关系的家庭。具体有两种分类方法,一类是包括核心家庭(由父母及未婚的子女组成)、主干家庭(由父母和已婚子女及第三代人组成)、联合家庭(由父母和几个已婚成家子女及其孙子女组成)。另一类包括双工作场所家庭、夫妻分居家庭、丈夫或妻子或父亲或母亲离家家庭、继父母家庭、领养或抚养家庭、自愿不要孩子的家庭。

(2)一方抚养子女的家庭。包括父母离异有孩子的家庭、自愿单身领养孩子的家庭、非自愿单身有孩子的家庭。

(3)非婚姻家庭。包括同居家庭、享用同一居室的人组成的家庭、非亲属关系的人组成的家庭、同性恋家庭等。

### (二)家庭的功能

家庭功能是家庭本身所固有的性能和功用。家庭功能决定了家庭成员在生理、心理及社会各方面各层次需求的满足程度,是家庭评估中最重要的内容。

笔记

家庭具有以下5种功能:①情感功能;②社会化功能;③生殖功能;④经济功能;⑤健康照顾功能。

## 二、家庭健康和健康家庭

### (一)基本概念

健康家庭是指能使家庭中每一个成员都感受到家庭的凝聚力,能够提供足够滋润身心的内部和外部资源的家庭,它能够满足和承担个体的成长,维系个体面对生活中的各种挑战。

### (二)家庭健康或健康家庭应具备的条件

(1)有良好的交流氛围。

(2)增进家庭成员的发展。

(3)能积极地面对矛盾及解决问题。

(4)有健康的居住环境及生活方式。

(5)与社区保持密切联系。

## 三、家庭生活周期

### (一)家庭生活周期的定义和特点

家庭生活周期是指家庭遵照社会与自然发展规律,经历产生、发展与消亡的整个过程。

### (二)家庭生活周期问题及其防范和解决

家庭生活周期中出现的主要问题及防范和解决的方法见表9-2。

表9-2　家庭生活周期问题及其防范和解决

| 家庭生活周期 | 主要问题 | 防范和解决问题的方法 |
| --- | --- | --- |
| 1.青年单身周期 | ①个人的生理健康问题;②结婚前的心理问题 | 在生理方面、心理方面和社会方面的全方位锻炼,为结婚做准备 |
| 2.已婚夫妻无子女家庭周期 | ①新婚的生理问题以及对遗传病的了解;②和原始家庭的关系改变,在财产、情感和价值观方面彼此分享的情况;③夫妻双方对时间、金钱、外界朋友、事业等的看法;④配偶之间合作是否默契 | ①在生理方面,要学习新婚生理知识和遗传病知识;②在心理方面,要对新婚夫妇进行评估,了解心理问题并咨询解决;③在社会方面,要增加夫妇对各自原始家庭社会关系的适应性 |
| 3.养育婴幼儿家庭周期 | ①配偶间关系的改变情况;②父母对子女的责任应如何分担;③对子女的行为应如何处置;④配偶及其原始家庭之间的关系发生了何种改变 | ①在幼儿方面,主要是营养指导、疾病预防、意外伤害;②在母亲方面,主要是产后恢复、营养、心理指导等;③在父亲方面,是照顾家庭成员、调整自己的心理等 |
| 4.学龄儿童的家庭周期 | ①孩子身体、社会、情感及智力上的发展问题;②孩子对学校的适应情况;③以家庭为单位参与的社会活动问题 | ①密切注意孩子的发展,以及对学校的适应情况,并给予及时调整和解决;②积极以家庭为单位参与社会活动 |

笔记

**续表**

| 家庭生活周期 | 主要问题 | 防范和解决问题的方法 |
|---|---|---|
| 5.有青少年子女的家庭周期 | ①青春期子女如何在责任与自由、依赖与独立之间寻求平衡;②是否讨论性问题;③配偶和原始家庭之间的关系又发生何种变化 | ①密切注意子女的心理问题;②和子女讨论性问题并正确引导;③注意夫妇两人之间的关系变化并发现问题以便及时解决 |
| 6.子女离家家庭周期 | ①配偶与子女之间存在何种关系;②家庭角色如何改变;③配偶的婚姻关系改变如何;④健康情况 | ①注意母亲心理变化,预防心身疾病;②注意夫妇间关系变化并发现问题以便及时解决;③重新规划亲子关系的发展 |
| 7.中年父母家庭周期 | ①夫妻过去承担父母的责任,现在闲下来如何打发时光;②家中成员的失落感;③生理改变情况以及随之发生的身心问题 | ①对由生理功能减退带来的生理问题(特别是女性),要及时咨询与治疗;②夫妇的性生活问题要及时注意 |
| 8.老年家庭周期 | ①夫妻如何适应退休的问题;②对老年的到来做了何种准备;③家中成员的失落感发生情况;④生理改变后发生的问题 | 疾病的治疗与防范,在心理方面要及时考虑老年心理退化带来的各种精神问题 |

## 四、家庭健康管理

### (一)家庭健康档案

家庭健康档案主要内容包括:①家庭基本资料;②家系图;③家庭卫生保健记录;④家庭评估资料;⑤家庭主要问题目录及其描述;⑥家庭成员健康资料。

### (二)家庭健康教育

家庭健康教育是个人和家庭健康发展的主要环节。在开展家庭健康教育活动时,着重可从家庭环境卫生、生活方式、心理健康、疾病防治、防病知识、安全教育、生殖与性教育等方面加以考虑。

### (三)家庭健康评估的内容及步骤

家庭健康评估概要包括三个部分:①家庭生活周期;②家庭的社会和心理方面的问题;③社会环境。

家庭健康评估包括四个步骤:①与个人交谈或用问卷获得资料,如利用心理量表进行分析并获得资料;②收集、比较家庭成员的个人资料并综合评价;③收集家庭结构资料,分析家庭代际层次和亲属关系等;④收集和分析家庭成员互动所得资料,例如测量互动间的个体反应,比较和综合互动间个体的反应等资料。

家庭健康评估工具:①家系图。将家庭的结构性资料及功能性资料用简单的图谱及文字表达,以形成家庭主要问题的直观性解释。②家庭功能的 APGAR 问卷。"家庭关怀度指数"问卷是一种以主观的方式来探讨患者对家庭功能满意程度的工具。其特点是简单、快捷,能在很短的时间内,使受测试者对自己家庭的功能进行主观的、量化的评价,并进一步指出家庭问题可能存在的层次;缺点是特异性较差,且只能测定"主观上"认为的满意度。

### 五、家庭医生制度

家庭医生制度是以全科医生为主要载体、社区为范围、家庭为单位、全面健康管理为目标,通过契约服务的形式,为家庭及其每个成员提供连续、安全、有效、适宜的综合医疗卫生服务和健康管理的服务模式。

### 六、学校健康管理基本定义

学生健康管理是对学生的生长发育与健康状况指标进行检测,根据检测结果对健康状况进行评估,在对学生进行健康教育与健康咨询的基础上,采取一系列的健康干预措施和健康促进活动,最终达到提高学生健康水平的目的。

学生常见的健康问题包括:①疾病问题;②行为问题;③心理问题。

### 七、学生健康管理实施内容及流程

为学生提供基于学生电子健康档案的健康管理,通过"医教结合"有效对接,建立政府为主导,部门合作、学校负责、家庭配合的学生健康管理联动机制,借助信息技术手段,逐步实现家庭、学校、社区医疗卫生机构及管理部门的信息资源互换、互通、互享,实现学生健康校内校外的全程管理,从而不断提高学生的健康素养和健康水平。图9-1至图9-5分别为学校学生健康检查工作流程、学校学生疾病管理工作流程、健康教育工作流程和计划免疫工作流程。

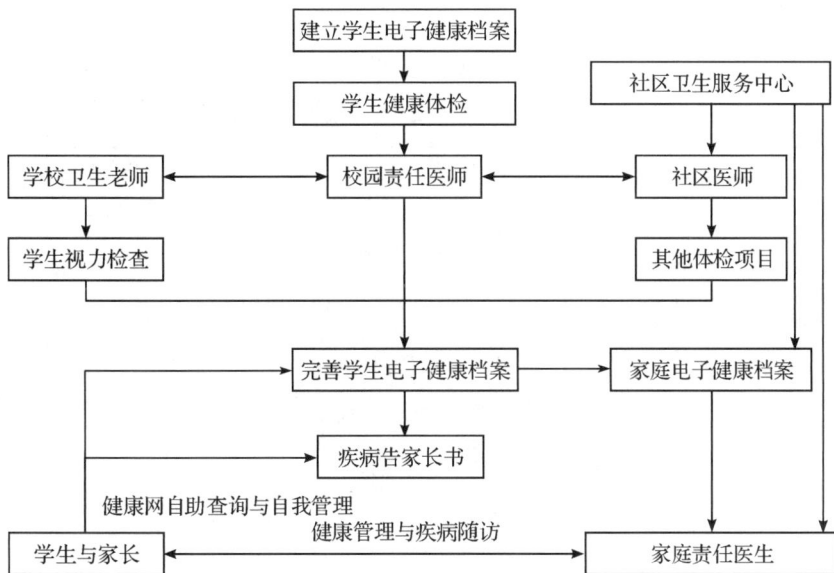

图 9-1 学校学生健康检查工作流程

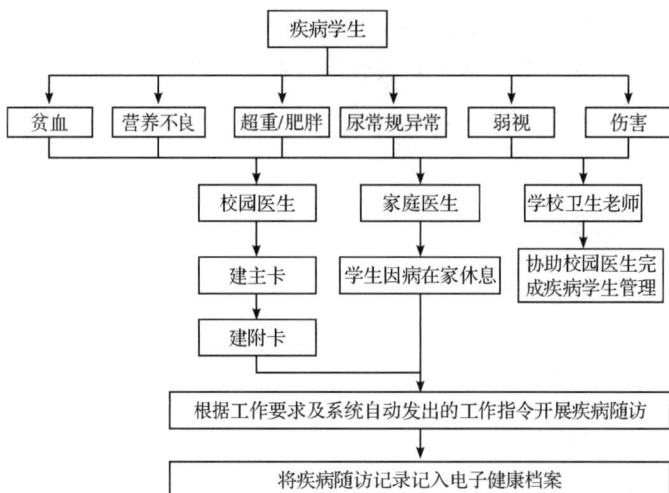

图 9-2　学校学生疾病管理工作流程

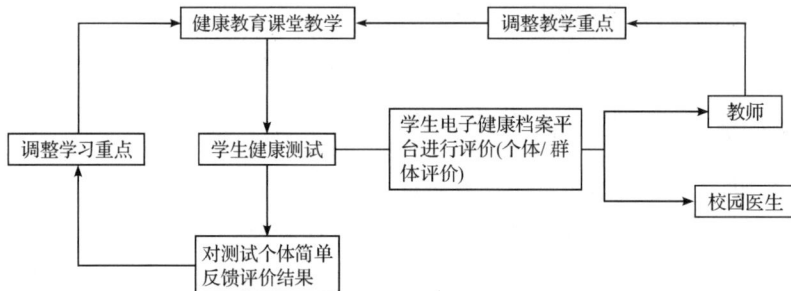

图 9-3　健康教育工作流程

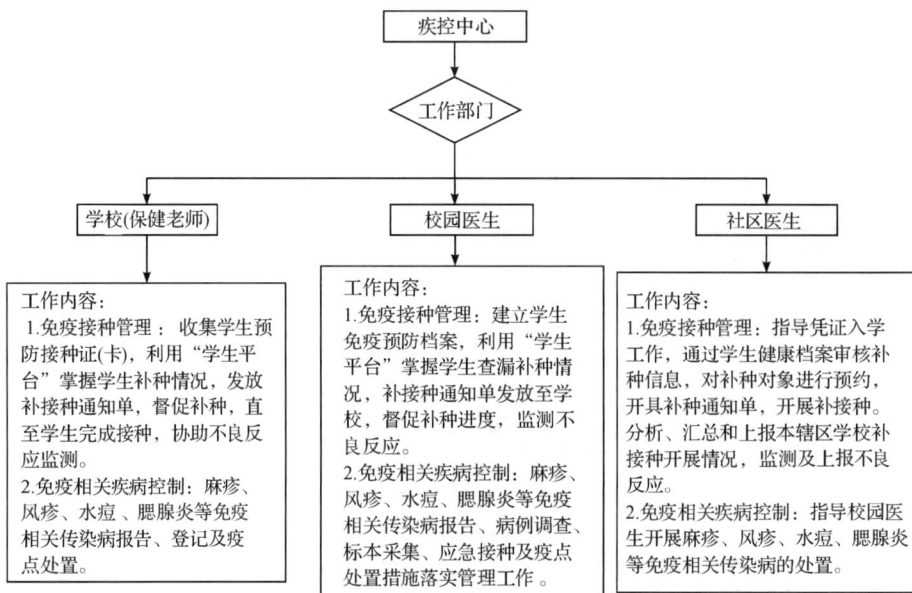

图 9-4　计划免疫工作流程

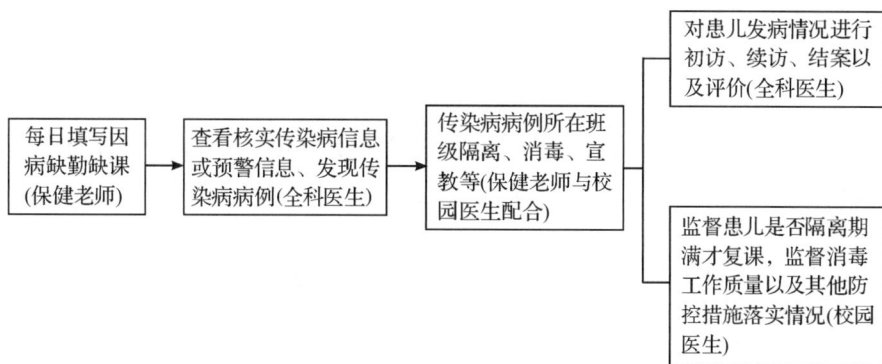

图 9-5 传染病管理工作流程

## 八、学生健康管理形式与方法

(1)建立学校、学生基础档案。

(2)开展学生健康和环境危险因素监测。

(3)实施健康促进和随访管理工作。

## 九、学校健康管理考核指标

学生疾病建档与疾病随访管理要求见表 9-3。

表 9-3 学生疾病建档与疾病随访管理要求

| 指标名称 | 指标要求 |
| --- | --- |
| 学生健康档案建档率 | ≥95% |
| 健康档案维护率 | ≥95% |
| 学校托幼机构满意率 | ≥95% |
| 因病缺课管理率 | ≥90% |
| 健康教育网上互动率 | ≥20% |
| 健康体检率 | ≥98% |
| 疾病建档率 | 100% |
| 疾病规范随访率 | ≥90% |

## 十、工作场所健康管理基本定义

工作场所健康管理是促使工作场所提高对影响健康的因素的控制能力,以及改善工作组织所有成员健康的过程。

(1)功能社区。功能社区特指对同一特定核心功能具有统一诉求的专有人群组成的实际或虚拟的社区。在健康管理场所的分类上,一般分为生活社区和功能社区。

(2)功能社区健康管理。功能社区健康管理是一项专门针对工作场所用户开发的服务。工作场所管理者结合健康医疗服务和信息技术,从社会、生理、心理等各个角度来系统地关注和维护工作场所员工的健康状态。

(3)电子健康档案。电子健康档案是居民健康管理过程的规范、科学、数字化记录,是以居民个人健康为核心、贯穿整个生命过程、涵盖各种健康相关因素、实现信息多渠道动态收集、满足居民自身需要和健康管理的信息资源。

(4)基于电子健康档案的功能社区健康管理信息系统。该系统面向功能社区特定

笔记

人群,由该人群健康管理部门建立,以医疗卫生服务机构及其外部技术支持单位为依托,以专业电子健康档案为信息载体,开展健康管理和服务信息操作、管理和服务。系统强调以个人、家庭为单位,以动态、连续的特定健康问题的电子健康档案为载体,结合特定人群各项卫生服务工作的实际特点,系统、连续地采集、存储和运用特定健康资料,从而提高卫生服务工作的科学性、系统性、针对性、有效性和及时性,实现"生物、心理、社会"三个维度的有效健康管理。

(5)功能社区健康管理模式——4C8M模式。4C:健康体检、健康档案、风险评估、健康促进。8:主要指八个健康管理模块,即营养学、社会学、运动学、生物学、心理学、环境学、传统中医、自然疗法。M:主要是指远程健康管理。

### 十一、工作场所影响健康因素

(1)环境条件。

(2)工作场所组织和文化因素。

(3)工作任务与活动。

(4)生活状况和工作场所以外的因素。

### 十二、工作场所健康管理的相关机构

(1)工作场所保健管理机构。

(2)专科医院。

(3)社区卫生服务机构。

(4)健康管理相关机构。

### 十三、工作场所健康管理需求分析

(1)工作场所体检。

(2)重大疾病就诊特需服务。

(3)慢性病管理,家庭监测康复服务。

(4)干部管理服务。

(5)门诊就诊特需服务。

(6)住院诊疗特需服务。

(7)亚健康状态管理服务。

### 十四、工作场所健康管理的实施步骤

(1)健康监测。

(2)客观健康评估。

(3)健康干预。

### 十五、工作场所健康管理形式和方法

#### (一)网络架构设计

以工作场所干部保健中心为主体,围绕中心医院以及下属的卫生服务机构,外部大

型综合医院、大型专科医院通过网络组成区域医疗服务专用信息网络平台。

**（二）系统功能设计**

（1）社区诊疗协作平台。

（2）电子病历。

（3）家庭监测和日常管理。

（4）工作场所干部体检（健康）管理。

## 导入案例评析

### 案例1　家庭健康管理案例

1. 请简述陈叔叔一家的家庭类型及存在的健康危险因素。

陈叔叔一家属于核心家庭，是由父母及未婚的子女组成的常见的三口之家。一家人居住在一起，生活方式及饮食习惯往往存在许多共同之处。从陈叔叔一家的家庭健康档案可以发现，他们家存在的健康危险因素有：①在饮食上食用过多脂肪含量较高的食物，水果蔬菜等纤维素含量较高的食物摄入较少，腌制类食物等含钠量较高的食物摄入偏多。②平时缺少适当的中等强度的身体活动。③有糖尿病和高血压家族史。④父亲有常年吸烟的情况，母亲有饮酒的嗜好。

2. 请根据健康档案的内容，运用家庭健康评估工具对陈叔叔一家进行家庭健康评估。

家庭评估包括三个部分：①家庭生活周期；②家庭的社会和心理方面的问题；③社会环境。可以通过与陈叔叔一家的交谈及问卷调查，结合家庭健康档案的信息来综合收集和分析陈叔叔家里各个家庭成员的情况。

陈叔叔家正处于有青少年子女的家庭周期，这一时期对于子女的心理问题、青春期问题，以及由高考引发的身心问题，夫妻之间的家庭关系等需要特别关注。陈叔叔是单位中层干部，平时工作压力比较大，需要定期进行有效的压力舒缓和身体锻炼。王阿姨处于更年期，且处于被动吸烟的环境，需定期做好妇科检查，同时调整自己的情绪，保持心情舒畅，并进行适当的户外锻炼。家中女儿正面临紧张的高考，父母需要对女儿的心理状况进行及时关注，共同营造一个宽松、和谐的家庭氛围。

3. 针对陈叔叔一家的情况，如何进行有效的家庭健康管理？

基于陈叔叔一家的情况，家庭医生应对其一家三口分别开展有针对性的家庭健康管理，可参考采取以下健康干预措施。

父亲：①告知其吸烟的危害，有计划地每天减少吸烟的数量，直到完全戒烟。如果不能完全戒除，也应尽量控制吸烟的数量。②平衡膳食，少吃油炸、熏制和腌制食物，多吃蔬菜、水果。预防高血压和高血脂。③保持心情开朗，教会其一些缓解压力的方法，如进行户外运动、听音乐等。

母亲：①处于被动吸烟的环境，有引起呼吸道疾病的诱因，应努力改善家庭和周围的环境，尽量避免被动吸烟。②平衡膳食，少吃油炸、熏制和腌制食物，多吃蔬菜、

笔记

水果。预防高血压和高血脂。③保持心情开朗,教会其一些缓解压力的方法,如进行户外运动、听音乐等。④告知其妇科检查的重要性,需每年至少检查一次,以预防宫颈癌等的发生。⑤围绝经期:应保持心情舒畅,多进行体育锻炼,可缓解失眠症状。

女儿:①平衡膳食,少吃油炸、熏制和腌制食物,多吃蔬菜、水果。②保持心情舒畅,教会其一些缓解压力的方法,如进行户外运动、听音乐等。③多进行户外运动,增强体质。④每天保持充足睡眠,注意劳逸结合。⑤增强心理素质,保持心情愉悦。

## 案例 2  学校健康管理案例

**1. 请简述该幼儿园儿童存在的健康问题。**

该幼儿园存在儿童肥胖问题。儿童肥胖对孩子今后的身心健康发展可能带来种种危害。从家长问卷调查的结果看,引起该幼儿园儿童肥胖最主要的原因,首先是生活习惯,其次是遗传,随后依次是饮食习惯和教养态度。物质条件的改善,加之独生子女的特殊地位以及不科学的喂养方式是造成儿童肥胖的主要因素。不少家长错误地以为孩子只要能吃就是一件好事,对孩子吃什么从不节制,对孩子怎么吃也不会多加引导,比如:不喜欢吃蔬菜,就喜欢吃荤菜;把碳酸饮料、乳制品当水喝;三餐不定时,想什么时候吃就什么时候吃;不喜欢运动;由于家长担心孩子安全,让孩子在家里玩玩具、看电视居多,而且是边看电视,边吃东西。这些都直接或间接地导致了孩子的肥胖。

**2. 请结合学生健康管理流程,阐述对幼儿园儿童的肥胖现状进行健康管理的方案。**

幼儿园有责任对儿童生长发育与健康状况指标进行监测。面对该园内儿童肥胖的情况,应首先完善儿童的健康检查,为每位入园儿童建立并及时更新个人电子健康档案,并从中筛选出需要进行健康管理的肥胖儿童及高危儿童。针对这部分儿童,采用学生健康管理工作流程,通过校园责任医师、社区医师以及学校卫生老师的共同努力,制定出并实施适宜的健康管理方案,对儿童进行有针对性的健康教育,帮助他们维护自身的健康状况。根据 WHO 提出的健康四大基石,对肥胖儿童的健康管理方案可包括以下内容:

(1)合理膳食。儿童处于生长发育时期,应保证蛋白质及各种维生素和微量元素的供给。所谓饮食控制,应控制那些可以导致肥胖的高脂、高热量食品。肥胖儿童多数进餐速度较快,因此在进餐时,应调整肥胖儿童的进餐顺序和速度,让他们先喝一点汤,再吃饭菜,老师还应经常提醒他们进餐要细嚼慢咽,改善进餐频率,分散对食物的注意力。

(2)适量运动。适当延长肥胖儿的运动时间,在每天的户外运动结束后,组织肥胖儿童继续运动,延长肥胖儿童的运动时间。合理安排运动时间,避免连续的剧烈运动,在运动中安排间隙运动,如慢步行走、整理运动等。另外,充分利用幼儿园内的运动设施和器具,不断变换活动内容,从而消除对运动导致疲劳的恐惧感,增加对运动的兴趣,便于长期坚持,能有效减少脂肪。

（3）规律生活。每日规律的作息能够预防肥胖。幼儿园可以在肥胖儿童的作息时间上做一定的修改，适当延长肥胖儿童的午睡时间。通过教师的配合，让肥胖儿童通过午睡尽可能地增加睡眠时间，降低由睡眠不足引起的肥胖的概率。

（4）心理平衡。幼儿园老师和家长应在平时多关注肥胖儿童的心理状况，让他们保持一个心情舒畅、愉快生活的状态，避免发生由于肥胖而被其他儿童取笑所带来的自卑心理。

**能力和知识拓展**

## 杭州市医养护一体化签约服务实施方案（节选）

**（一）签约服务定义**

医养护一体化签约服务是指以社区为范围，社区卫生服务机构为平台，各级医疗卫生机构纵向协作服务体系为支撑，街道（乡镇）和社区各方力量协同为保障，通过居民与具备临床诊疗和公共卫生服务工作经历的优秀全科医生签约的形式，因地制宜地为居民提供连续、综合、有效、个性化的健康服务。

**（二）签约服务对象和方式**

（一）签约服务对象。具有杭州市户籍的参保居民。试点阶段以老年人、慢性病患者为重点，逐步实现参保居民全覆盖。

（二）签约服务方式。参保居民自愿在所在社区的医保定点社区卫生服务机构选择全科医生，签订一定期限的服务协议，双方约定服务内容、方式、期限和权利义务、信息保密等内容。签约周期原则上不少于一年，期满后可续约或另选全科医生。每位居民同期只能选择一名全科医生；每名全科医生在服务能力范围内签约一定数量的居民。签约服务人数与签约医务人员配比原则上为 1000:1 ～ 1500:1。

**（三）签约服务内容**

（一）健康管理服务。将基本医疗资源和基本公共卫生服务有机整合，利用居民健康档案，为签约对象提供个性化的健康管理服务。免费开通杭州市居民健康互动平台，为签约服务对象提供市级医院诊疗记录、体检记录等个人健康信息查询和咨询预约服务，提高居民健康自我管理能力。

（二）社区医疗和双向转诊服务。积极引导签约服务对象选择社区医疗卫生服务中心就医，逐步建立社区首诊制。开展预约服务，设立以签约居民为服务对象的签约门诊，签约对象在约定时段至签约全科医生处就诊，可享受优先就诊、优先转诊等服务，原则上每人次就诊时间不少于 10 分钟。全科医生及其团队对上级医院下转的签约服务对象做好随访及后续健康管理工作。

（三）家庭病床服务和远程健康监测管理服务。根据医保政策相关规定，为年老体弱、行动不便和重点慢性病患者开展家庭病床诊疗护理服务。根据签约服务对象的需要，在符合社区卫生服务中心家庭诊疗服务相关规定和确保医疗安全的前提下，可提供

笔记

相关居家医疗、护理、远程健康监测管理等服务,提高居民居家健康管理能力。

(四)健康评估服务。每年为签约居民提供健康评估服务,并根据签约对象的健康评估情况以及实际需求,选择相应的"服务包",开展个性化的医养护一体化服务。

## 全民健康素养促进行动规划(2014—2020年)(节选)

健康素养是指个人获取和理解基本健康信息和服务,并运用这些信息和服务做出正确决策,以维护和促进自身健康的能力。健康素养不仅是衡量卫生计生工作和人民群众健康素质的重要指标,也是对经济社会发展水平的综合反映。世界卫生组织倡导各国大力开展健康素养促进工作,为实现"千年发展目标"提供保障。我国健康素养从基本健康知识和理念、健康生活方式与行为、基本技能三个维度提出居民应掌握的基本知识和技能。

工作内容:

(三)提高慢性病防治素养。各级卫生计生行政部门要将提高居民慢性病防治素养作为健康教育工作的重点任务。各级各类医疗卫生机构要针对目标人群开展心脑血管病、糖尿病、慢性呼吸系统疾病、肿瘤等重点慢性病的健康教育工作,围绕合理膳食、适量运动、戒烟限酒、心理平衡等生活方式进行干预。

(四)提高传染病防治素养。各级卫生计生行政部门要依法加强传染病防治健康教育。各级各类医疗卫生机构要宣传传染病防治法律和政策,做好艾滋病、结核病、血吸虫病、病毒性肝炎等重大传染病和流感等重点传染病健康教育工作,提高城乡居民传染病防治素养。

(五)提高妇幼健康素养。各级妇幼保健机构、计划生育技术服务机构以及其他医疗卫生机构要将妇幼健康教育纳入日常工作,利用临床诊疗、妇幼保健和计划生育服务、社区活动等时机,通过专题讲座、户外宣传、发放健康传播材料、个体化健康教育等形式,普及妇幼保健、优生优育、生殖健康知识和技能,提高妇幼健康素养水平,促进妇女儿童和育龄人群合理利用妇幼保健服务。

## 全国健康教育与健康促进工作规划纲要(节选)

**(五)开展以场所为基础的健康教育与健康促进**

1.学校健康教育与健康促进

按照《学校卫生工作条例》要求及相关规定,城乡各类学校开设健康教育课,开展多种形式的健康教育活动,加强健康行为养成教育,重点做好心理健康、控制吸烟、环境保护、远离毒品、预防艾滋病、意外伤害等健康教育工作。

在各类学校中开展健康促进学校创建活动。

至2010年,中、小学生健康知识知晓率城市、农村分别达到90%、80%,中、小学生健康行为形成率城市、农村分别达到70%、60%。

3．工矿企业健康教育与健康促进

贯彻落实《中华人民共和国职业病防治法》等法律法规，积极推进以"安全—健康—环境"为中心的"工矿企业健康促进工程"，倡导有益健康的生产、生活方式，减少和控制职业伤害、职业病及职业相关疾病的发生。

对工矿企业管理者和各种作业人群进行有针对性的安全与健康培训，新职工、女工、接毒接尘工人的岗前、岗位安全与健康培训率达到100%；2010年，大型企业管理人员和职工的职业安全与健康知识知晓率达到90%以上，相关健康行为形成率达到80%以上。

4．公共场所健康教育与健康促进

按照《公共场所卫生管理条例》及相关规定，监督和指导公共场所经营单位对从业人员进行健康知识培训、复训，考核合格后上岗。

按照《科普法》，各类公共场所经营管理单位有责任在所辖范围内对公众开展卫生科普宣传。禁烟、安全标志明显，消防疏散通道通畅，应急措施健全，积极营造健康环境。

## 实训与指导

### (一)实训目标

1．检验对家庭、学校及工作场所健康管理的基本概念，健康管理内容与步骤、评估方法及指标，健康管理方案的制定等基本知识的理解和掌握程度。

2．训练理论结合实际的案例分析能力，培养归纳、总结、提炼关键问题等基本能力。

3．掌握常用的家庭、学校及工作场所健康管理的基本方法及相关实践能力。

### (二)实训内容与形式

要求根据以下材料进行案例分析。

某跨国IT企业，非常重视员工健康，希望降低因病缺勤率，提高生产率，于是企业高层决定购买健康管理服务，并邀请健康管理师对企业员工的健康状况进行分析。通过对该企业员工进行问卷调查，发现以下情况：

1．加班成常态，员工易患慢性疲劳综合征

该企业25.1%的员工每天工作时间在8小时，36.3%的员工每天工作时间在9小时，甚至10小时以上，25%的员工每天工作时间在4~7小时，13.6%的员工每天工作时间在4小时以下。超过3/5的员工认为加班已经成为常态。调查还发现，对目前工作的感受有劳累和一般(各占31.8%)、工作痛苦不堪(4.5%)、准备休假调整(9.1%)、有离职打算(5%)、上班时心猿意马(4.2%)，仅有13.6%的员工认为比较轻松。因加班引起的身心疲劳、睡眠不足、情绪烦躁以及创造力低下不仅损害员工的身心健康，也大大降低了员工对企业的忠诚度。

2．心理健康被忽视，负面情绪太多

调查显示，工作压力(33%)是影响健康状况的四大主因之首，生活习惯(31%)、个人性格(22%)和工作环境(14%)是影响个人健康状况的其他因素。而复杂的人际关系、经济收入、个人健康和工作压力是影响工作环境的主要压力源。

面对压力，如何应对，数据显示："自我减压和心理调节"仍是调查者主要采取的方

笔记

式,仅有不足3%的人会通过专业心理咨询服务公司得到帮助。有60%的调查者认为"企业应为员工建立有效的压力疏通渠道"。

3. 各类疾病患病率、心理疾患年轻化

本次调查发现,26～35岁员工中出现亚健康状况的占60.0%,36～45岁员工中有22.4%。

"就职现在服务的企业后,个人身体变化"的调查结果显示,"容易困倦"比例居调查首位,其次是情绪低落、记忆力下降。生理出现问题的员工占50.7%,其中腰背疼痛或个别关节疼痛的员工占比超过13%。心理及精神出现问题的员工占49.3%,其中容易经常失眠、多梦、眩晕的员工超过18%。

4. 员工健康档案建档率不足四成

"为员工建立健康档案"的调查结果显示,建立健康档案的员工仅占36.4%(不足四成),计划建立的占14%。"中高层中有健康档案的"仅占4.5%。

5. 出现肥胖化趋势

分析该企业随机抽取的100名职工的体检数据可知,与生活方式相关的疾病顺位排序依次是:超重或肥胖、脂肪肝、血脂异常、血糖异常、血压增高、血常规异常、心电图异常、颈椎片异常。

6. 员工看重健康福利制度超过企业实力

调查发现,员工最看重的依次是薪水(40.9%),发展空间(27.3%),健康福利制度(17%),企业实力(9.1%),舒适、稳定的工作环境(5.7%)。

有61.1%的员工认为自己所在的企业"不重视,只保证了国家规定的基本福利",16.7%的员工表示自己所在的企业"非常不重视,根本没有健康福利"。认为"非常重视"的员工仅占22.2%。

(案例来源:根据慈铭健康管理集团的《企业健康管理及心理健康状况大调查白皮书》进行编写)

问题:

1. 请分析该企业员工存在的健康管理需求。

2. 依据调查结果,请阐述对该企业员工进行健康管理的实施方案。

3. 针对该企业的特点,请设计工作场所日常健康管理的有效方式。

**(三)实训要领**

1. 学习和掌握案例分析中涉及的本章主要知识点。

2. 分析和提炼案例中所涉及的健康问题,形成健康管理方案的基本思路及方法。

3. 具备将本章相关理论知识用于分析和解决家庭、学校或工作场所相关健康问题的能力。

**(四)实训要求与考核**

1. 请分组完成实训任务。每组内部应当对案例分析过程实行任务分解,即分别以1名组员为主分段承担资料查找、案例分析和归纳总结、撰写书面报告等工作。研究过程应当在充分发挥组内所有成员主动性、积极性的基础上实现组员间的互助、交流和协作。

2.提交书面报告。要求:(1)列出作为案例分析依据的章节知识点;(2)分析部分的字数在 1000 字左右,要求观点明确、说理清楚,既要讲清楚作为理由和依据的基本知识和法律规定,更要针对案例事实进行分析并得出明确的结论。

3.分组完成的案例分析报告由组长根据组员在参与资料查找、小组讨论、案例分析、报告撰写等过程中的贡献度进行初步评分,最后由老师根据评分规则综合打分。

**(五)实训书面记录或作业**

## 案例分析报告

根据实训材料,请回答以下问题

1.请分析该企业员工存在的健康管理需求。

_____

_____

_____

_____

_____

_____

_____

_____

2.依据调查结果,请阐述对该企业员工进行健康管理的实施方案。

_____

_____

_____

_____

_____

_____

_____

笔记

3. 针对该企业的特点,请设计工作场所日常健康管理的有效方式。

_____

_____

_____

_____

_____

_____

_____

_____

（周　驰　杨丽平）

# 第十章

# 健康管理在健康体检中的应用

**学习目标**

通过案例分析与实训练习：

巩固　健康体检的概念、健康体检机构应具备的条件、健康体检项目设置、健康体检流程、注意事项及检后健康管理等基本内容。

培养　设计健康体检项目，解读健康体检报告。

扩展　灵活运用健康管理学相关知识与技能，指导和规范健康体检工作。

**导入案例**

## 体检应采取"1+X"模式：基本项目+专项项目

近日，北京市卫生计生委发布《健康播报》提醒市民，要到正规的健康体检机构进行体检，体检机构资质可在北京市体检网查询。市民在体检前应针对自身问题合理选择体检套餐，避免不适宜的检查和过度消费。《京华时报》记者夏文调查后发现市民在体检方面存在以下问题。

1. 体检套餐随意推荐

人们关注自身健康的意识日益提高，但记者调查中发现，体检中个性化套餐依然非常少。2015年12月10日，记者在某知名民营体检机构网站上看到，该体检机构针对男女各推出5类套餐，这些套餐主要是根据年龄不同来区分的。而其网站醒目位置标注体检流程第一步为专家设计体检方案。随后记者联系该体检中心客服人员，客服人员简单询问了年龄、性别、是否抽烟等情况后，就为记者推荐了标价700多元的B套餐。而在另一家体检机构，记者同样以普通消费者身份咨询，客服人员同样是简单询问后就为记者推荐了一款近千元的体检套餐。

"一流的环境、二流的人员、三流的服务"常被用于形容当下的一些健康体检机构，其具体表现为体检前缺乏科学的讲解和个体化体检套餐设计建议，体检中缺乏统一规范的专业化服务流程及路径，体检后缺乏健康评估和跟踪管理，使得健康体检的"健康产出"大打折扣。

中华医学会健康管理学分会主任委员武留信指出，目前我国健康体检存在的问题归根结底是由于我国缺乏对健康体检的规范。据他介绍，2009年8月5日，卫生部发布了《健康体检管理暂行规定》，但相配套的"健康体检基本项目目录与实施细

笔记

则及流程"一直没有出台，"没细则就等于没有操作性"。

### 2.过度体检不可取

除了体检套餐缺乏个性化，盲目追求"高大全"的体检内容也是健康体检被大众诟病的原因之一。52 岁的肖先生是某私企老总，他告诉记者，每年他都要体检两次，每次都选最好的检查设备和最贵的体检套餐，"总觉得查得越全越放心，明年我打算带上老伴去国外来个更全面的体检"。

对于肖先生的观点，专家认为，合适的才是最好的。检查应适当，该检的才检，同时还应该尽量选择对身体损伤少的检查方法。盲目追求最贵、最全，反而成了过度体检的受害者。近年来随着癌症的高发，防癌套餐成了不少体检机构招徕顾客的一大"绝招"。不过近日有媒体报道，面对复杂的防癌套餐，某三甲医院检验科主任表示，体检时查肿瘤标志物意义不大。他认为，目前所有的肿瘤标志物都不适合用于健康人群的肿瘤筛查。

记者了解到，目前几乎所有的体检都包括两项基础的肿瘤标志物检查：甲胎蛋白（AFP）与癌胚抗原（CEA），这两项分别是肝癌与消化系统癌症的辅助诊断指标。而在更高端的体检套餐里，肿瘤标志物已经增加到了 13 项，很多体检机构还专门推出了"防癌体检套餐"，体检套餐的价格也扶摇直上，从几百元到上万元不等。

### 3.体检应采取"1 + X"

那么，去体检时如何选择套餐，又该注意什么呢？

解放军总医院健康管理研究院主任曾强指出，目前我国体检"两端"做得不够，一是健康体检前的问卷调查，以及针对不同答案推荐不同的体检方案；二是体检后的健康管理。曾强告诉记者，健康体检应采取"1 + X"的模式，1 是基本体检项目，也是形成健康体检报告及个人健康管理档案的必需项目，包括健康体检自测问卷、体格检查等，涉及血尿便常规检查、耳鼻喉科、牙科、口腔科、妇科、心电图检查等。而"X"则指"专项体检项目"，主要针对不同年龄、性别及慢性病风险的个体，进行专项筛查项目。

武留信告诉记者，消费者选择体检套餐时可参照 2015 年 5 月发布的《健康体检基本项目专家共识》。据介绍，《健康体检基本项目专家共识》明确了必选和可选的体检项目。其中，体检必选项目有三大类，第一类是体格检查，像身高、体重、腰围、臀围、血压、内外科检查、眼科检查等；第二类是实验室检查，包括血常规、尿常规、便常规等一般检查，也包括肝功能、肾功能、血脂、血糖等生化检查，还包括妇科细胞学检查；第三类是辅助检查，像心电图、X 线检查、超声检查等。健康体检自测问卷在《健康体检基本项目专家共识》中也被确定为必选项目。

（案例来源：http://news.fh21.com.cn/jksd/464722.html,2015.2.5）

请思考并回答以下问题：

1.针对案例中所提到的健康体检机构现状，结合健康管理学相关知识，分析健康体检如何更好地发挥管理健康的作用。

2.请依据体检项目设置的相关内容，谈谈对《健康体检基本项目专家共识》中体检项目的理解。

3.肖先生应如何避免过度体检？

**主要知识点**

## 一、健康体检的概念

### (一)健康体检

健康体检是依据现代健康新概念与现代医学模式，以健康为中心，通过医学手段和方法对受检者进行心身整体检查，了解受检者整体健康状况，早期发现疾病线索和健康隐患的诊疗行为，是用于个体和群体健康状况评价与疾病风险预测、预警及早期筛查的一种医学行为、方法与过程。

### (二)健康管理与健康体检的关系

*1.健康体检是健康管理的重要内涵和基础*

健康体检是健康管理信息采集的主要途径。通过健康体检采集的健康信息包括一般资料(如性别、年龄、民族、职业、婚姻状况、文化程度、联系方式等)、健康史内容(如现病史、既往史、家族史、用药史、预防接种史、生长发育史、生育史等)以及体格检查、实验室检查、仪器设备检查、健康问卷调查、心理测评、中医体质辨识、体适能检测等内容。科学、准确、个体化的健康体检是保证健康管理顺利实施的前提和基本手段。

*2.健康体检为健康管理提供科学依据*

根据健康体检所收集的健康信息，健康管理师利用健康风险评估工具对受检者的整体健康状况进行综合评价，通过对相关危险因素的系统分析，对其未来一定时间内罹患某些慢性非传染性疾病的危险性进行定性或定量评估，为后续制订个体化健康管理计划奠定基础。

*3.健康管理指导与规范健康体检行为*

健康管理理念与思想需要贯彻到健康体检的全过程。健康体检前，应通过问卷调查和交流等方式，系统采集受检者一般资料和健康史内容，在对其健康状况进行客观评价的基础上，结合其个人健康体检需求、支付意愿等，为其制定个体化健康体检方案，从而达到通过健康体检及时发现健康问题及潜在健康危险因素的目的。

## 二、健康体检机构

目前的健康体检机构按机构类别可分为：

(1)二级、三级医院内设立的健康体检科；

(2)一级医院门诊内部设立的健康体检部门；

(3)独立的专业化体检机构。

## 三、健康体检项目设置

### (一)基本项目

(1)一般情况：主要包括填写健康问卷，检查血压、脉搏、身高、体重、腰围、臀围、腰

臀比等,同时,对照《中国成年人体质测定标准》进行营养状况和形态发育评估等;

(2)内科:包括对心、肺、肝、脾、神经系统等进行物理检查;

(3)外科:包括对皮肤、脊柱、四肢、甲状腺、乳房、肛门、外生殖器等进行物理检查;

(4)眼科:包括视力、辨色力、外眼、眼压、眼底、裂隙灯等检查;

(5)耳鼻喉科:包括听力、外耳、内耳、鼻腔、鼻中隔、咽部、喉部等检查;

(6)口腔科:包括唇、颊、齿、齿龈、牙周、舌、腭、腮腺、颌下腺、颞下等检查;

(7)医学影像科:包括对肺部、心脏、胸廓、纵隔、膈肌等的胸片检查等;

(8)检验科:包括血、尿、便三大常规,肝功能、肾功能、血糖、血脂等检查;

(9)心理科:包括 SCL - 90 等心理量表检查;

(10)中医科:包括中医体质辨识、经络检测等检查;

(11)特殊诊断科:包括心电图、B 超(肝、胆、胰、脾、肾、前列腺、子宫、附件、心脏、甲状腺、颈动脉)、骨密度等检查。

**(二)特色检查项目**

包括糖尿病相关指标、内分泌指标、肿瘤标志物、血液流变学、24 小时动态心电图(Holter)、24 小时动态血压、风湿免疫指标、微量元素、TCD(经颅多普勒)、血管内皮功能、肺功能、乳腺钼靶、数字胃肠、CT(计算机断层扫描)、MRI(磁共振)、核素显像(ECT)检查、PET - CT(正电子发射计算机断层显像)、PET - MR、胃肠镜、胶囊内镜、体电图仪、体适能等检查。

**(三)女性检查项目**

1. 一般妇科检查

包括对外阴、阴道、宫颈和子宫大小、形态、位置以及输卵管、卵巢的妇科常规检查,白带常规检查,宫颈刮片检查,TCT(新柏氏液基细胞学检测),HPV(人乳头瘤状病毒)分型检测,性激素水平检测,妇科 B 超检查以及电子阴道镜检查等。

2. 乳房检查

(1)乳房视诊:包括乳房形态与轮廓、乳房皮肤、乳头、乳晕的检查。

(2)乳房触诊:包括乳房一般触诊、肿块触诊、局部皮肤温度及乳房挤压等检查。

(3)乳腺红外线检查:用于乳腺增生、乳腺肿块等初步筛查。

(4)乳腺 X 线钼靶摄片:用于乳腺癌的筛查。

(5)乳腺超声检查:了解乳腺肿块及区域淋巴结情况。

(6)乳腺 MRI 检查:用于补充钼靶摄片检查。

**(四)恶性肿瘤风险筛查项目**

1. 肺癌相关检查项目

建议 50 岁以上有肺癌家族史、吸烟史,有咳嗽、胸痛、痰中带血、长期低热等症状的成人每年常规检查 1 次。检查项目包括痰细胞学检查、胸部 X 线检查、低剂量 CT 检查,必要时行增强 CT 检查、纤维支气管镜检查等。肿瘤标志物检查主要包括 NSE(神经元特异性烯醇化酶)、CYFRA21 - 1(细胞角蛋白 19 可溶性片段)、CEA(癌胚抗原)、SCCA(鳞状细胞癌抗原)等。

2. 胃癌相关检查项目

建议 50 岁以上有胃癌家族史,胃溃疡、胃肠息肉病史等,有腹痛、腹泻、消瘦、柏油样便等症状的成人每年常规检查 1 次。检查项目包括大便常规 + 潜血、气钡双重造影、胃镜检查、Hp(幽门螺杆菌检查)、胃蛋白酶原及胃泌素检测、上腹部 CT 检查等。肿瘤标志物检查:CEA、CA199、CA724、CA242。

3. 食管癌相关检查项目

建议 40 岁以上有上消化道肿瘤家族史,反流性食管炎、Barrett 食管、食管平滑肌瘤病史等,有酗酒、吸烟、进食快、喜饮烫食等不良饮食方式的成人每年常规检查 1 次。检查项目包括胃镜检查、食管、上消化道造影检查、纤维食管镜、CT 检查、细胞学检查等。肿瘤标志物检查:SCCA。

4. 结直肠癌相关检查项目

建议 50 岁以上有结直肠癌家族史或家族性腺瘤性息肉病家族史,慢性结肠炎、结直肠溃疡、肠道息肉病史等,有下腹痛、便血、黏液便、大便频次改变、大便形状改变、消瘦等症状的成人每年常规检查 1 次。检查项目包括肛门指诊、大便潜血实验、结肠镜检查、直乙肠镜检查、气钡双重造影等。肿瘤标志物检查:CEA、CA199、CA153、CA242。

5. 肝癌相关检查项目

建议 40 岁以上有肝癌家族史,慢性乙型肝炎、丙型肝炎、肝硬化病史等,有肝区疼痛、腹胀、食欲缺乏、乏力、消瘦,进行性肝大或上腹部包块、低热、黄疸、腹泻、上消化道出血等症状的成人每年常规检查 1 次。检查项目包括腹部 B 超检查、腹部 CT 检查、肝功能检查、HBV 检测、HCV 检测等。肿瘤标志物检查:AFP(甲胎蛋白)、CEA、CA50、AFU(α-L 岩藻糖苷酶)。

6. 前列腺癌相关检查项目

建议 45 岁以上有前列腺癌家族史,慢性前列腺炎病史,有反复尿频、尿急及血尿等症状的男性每年常规检查 1 次。检查项目包括前列腺触诊检查、前列腺超声检查等。肿瘤标志物检查:PSA(前列腺特异性抗原)、FPSA(游离前列腺特异性抗原)。

7. 乳腺癌相关检查项目

建议 35 岁以上有乳腺癌家族史、乳腺疾病史,有乳房胀痛(与月经周期无关)、乳头异常分泌物、乳腺皮肤改变、乳头或乳晕异常、乳腺肿块等症状的女性每年常规检查 1 次。检查项目包括乳腺触诊、乳腺超声检查、乳腺钼靶检查、细胞学检查(乳头溢液者)等。肿瘤标志物检查:CA153、CA724、CA242、CEA。

8. 宫颈癌相关检查项目

建议 21 岁以上有宫颈癌家族史、不洁性生活史等,有白带异常、阴道异常出血、宫颈重度糜烂等症状的有过性行为的女性每年常规检查 1 次。检查项目包括妇科检查、宫颈刮片、TCT 检查、HPV 检测、妇科 B 超(以阴式 B 超检查为主)检查、电子阴道镜检查等。肿瘤标志物检查:SCCA、CEA。

**(五)健康体检套餐设计原则**

健康体检套餐项目常规内容主要包括五大部分:①个人健康信息问卷,包括个人一般情况、既往史、家族史、健康问卷、生活方式问卷等;②一般体格检查,包括内科、外科、妇科、耳鼻喉科、眼科、口腔科等专科检查;③实验室检查,包括血、尿、大便常规及血糖、血脂、肝功能、肾功能、肝炎病毒、肿瘤标志物等;④仪器检查,包括心电图、X线、B超、CT、MRI等影像学检查;⑤其他检查,包括心理健康体检(SCL-90等)、中医健康体检(体质辨识)等。

健康体检套餐项目的设计要以健康管理学基本原理与方法为依据,还要结合受检者的性别、年龄、职业、体检目的等自身实际情况进行科学设计。受检者自身情况主要从以下几方面进行分析:

1. 性别

女性30岁时应对乳房进行检查,40岁以后应进行乳腺钼靶检查。有过性行为的女性应每1~3年进行1次宫颈刮片检查,连续3次出现阴性结果后,检查间隙可以适当延长。男性40岁以后应进行前列腺检查,如前列腺超声检查,PSA、FPSA检测等。

2. 年龄

青壮年人易患代谢性疾病(糖尿病、高尿酸血症)以及脂肪肝等,中老年人易患心脑血管疾病、癌症、代谢性疾病等,应根据各年龄段常见健康问题与易患疾病选择相应的健康体检项目。

3. 职业

例如,教师由于粉尘对肺部和咽喉部的刺激,以及长期站立和不良坐姿对腰椎、颈椎的影响,应着重耳鼻咽喉科、X线胸片和腰(颈)椎正侧位片检查;销售人员饮食常常不规律、饮酒量大,易造成消化道疾病,可加做胃镜、肠镜等检查;长期伏案工作的办公室一族应重视颈椎和腰椎检查。

4. 家族史、个人史

某些疾病有较为明显的家族聚集性,如果有明确的某种疾病的家族史,应增加与之相关的体检项目。另外,还应根据自己既往的健康情况,有针对性地增加一些随访、复查项目。

5. 既往史或既往体检异常项目

如过去患有乙型肝炎,此次应检查乙肝五项、肝功能、B超、甲胎蛋白、乙肝病毒DNA定量(HBV-DNA定量)等;如既往B超发现肝血管瘤,此次应复查B超,了解肝血管瘤大小变化情况。

6. 现有症状

如有胸闷应选择心脏、肺等部位的相关检查;胃痛应该选择胃镜或气钡双重造影等检查。

7. 特殊需要

如招工、招干、职业病、婚前检查、孕前检查等,均应依据需要选择体检项目。

8. 个人经济状况

经济状况好的受检者可选择相对全面的健康体检。

## 四、体检报告的解读

### (一)生理数据的关联

一般来说,解读体检报告,应遵循以下原则:

1.单个系统的关联

体检报告中反映某个生理系统的某个指标异常时,我们不能仅凭这一个指标来确定该系统是否患病,应通过调查问卷及访谈了解家族史、既往史,结合其他相关联的指标来综合评判。比如,体检报告发现受检者 ALT(谷丙转氨酶)升高时,不能直接进行诊断,而应结合其肝脏 B 超、肝炎病毒检测等,确定其单纯肝功能受损还是脂肪肝引起的肝功能受损,抑或是病毒性肝炎引起的肝功能受损。

2.相关系统的关联

人是一个整体,不同生理系统的疾病可能也会影响到其他生理系统的健康,因此应将体检报告中所有的异常指标及正常高值指标结合起来,综合分析。比如,体检报告发现受检者肾功能相关指标异常,肾脏 B 超检查未见明显异常,但是受检者有长期高血压病史,可以考虑其是高血压合并靶器官(肾脏)损害。

3.把握纵横两条线

纵线就是将历年体检数据、日常复查和(或)监测的生理指标数据进行连贯对比;横线就是上述的单个系统和相关系统的关联分析,以找到发生疾病和潜在危险因素的根源。

**(二)解读体检报告应注意的问题**

1.一次阳性结果不轻易下诊断

体检报告中的"阳性"结果容易让受检者误解。单凭一次阳性结果不能轻易下诊断。比如,人的血压是波动的,体检记录的是瞬间的血压,即使达到高血压标准——收缩压 140 mmHg 以上和(或)舒张压 90 mmHg 以上,也不能根据这一次血压测定值确定受检者患有高血压病,而应连续 3 天在安静状态下反复测量 3 次;同样,一次空腹血糖超过 7 mmol/L 也不能诊断为糖尿病,应叮嘱受检者复查并进一步行葡萄糖耐量和糖化血红蛋白等检测。

2.注意体检细节不误读

健康体检中有些指标容易受体检环境和体检流程的影响而出现假阳性结果,单看体检报告必然引起误解,应注意避免。比如,女性在月经期进行体检,尿常规往往会出现尿红细胞阳性的问题,这就需要我们与受检者进行沟通交流,才能避免出现误读;另外,由于受检者见到穿白大衣的医生后精神紧张,血液中出现过多儿茶酚胺,使心跳加快,同时也使外周血管收缩,阻力增加,产生"白大衣高血压",而其在家中自测血压或 24 小时动态血压监测时血压正常,就不能诊断为高血压。

3.一个结果多种考虑

一个阳性结果往往代表多种可能,这些必须向受检者说明,并进一步随访、观察、复查。比如,体检报告提示受检者存在动脉粥样硬化,其可能是因为高血压、高脂血症、糖尿病、吸烟、肥胖等某一个因素或多个因素的共同作用。

4.解读体检报告要透彻

解读体检报告应从受检者的生活行为方式、遗传因素、既往健康问题和本次体检结果入手,向受检者明确指出存在哪些健康问题、这些问题的轻重缓急、危害性和相关危险因素,以及下一步的解决指导方案。

笔记

## 体检应采取"1＋X"模式：基本项目＋专项项目

1. 针对案例中所提到的健康体检机构现状,结合健康管理学相关知识,分析健康体检如何更好地发挥管理健康的作用。

近年,我国健康体检机构数量不断增长,规模不断扩大,服务人群逐年增加,所提供的医学服务开始向着专业化、信息化、规范化的方向发展。但一些地方重数量与经济效益,轻质量与服务水平的现象比较突出,特别是一些机构仍停留在单一的体检服务层面,不能提供连续的体检后健康干预及跟踪服务。

健康体检要更好地发挥管理健康的作用,必须把健康管理的理念与思想贯彻到健康体检的全过程。健康体检前,应对受检者进行全面的健康分析,根据受检者的年龄、性别、职业、家族史、既往史、现病史等对受检者的体检需求给予科学、合理的引导,指导受检者挑选合适的体检项目,降低漏诊率,提高健康体检的效果,及时发现存在的健康隐患与健康问题。

同时,还要做好体检后的健康风险评估以及体检后的健康随访。健康风险评估是指结合健康问卷信息以及健康体检数据,经过危险度计算,得出患病的危险性、健康年龄、健康分值等评估指标,帮助受检者综合认识健康危险因素,并为其制定健康干预方案。体检后随访是指在体检后健康风险评估的基础上,对受检者以面对面咨询、电话、短信、电子邮件、微信等联系方式进行健康干预,提供全程健康管理的服务。

2. 请依据体检项目设置的相关内容,谈谈对《健康体检基本项目专家共识》中体检项目设置的理解。

《健康体检基本项目专家共识》主要包括健康体检基本项目目录、健康体检自测问卷和体检报告首页三个部分。体检基本项目目录包含体检必选项目与体检备选项目,健康体检自测问卷包含了个人健康的6个主要维度,共计87个具体条目,也属于体检必选项目。

《健康体检基本项目专家共识》中设置的项目流程与环节,更好地体现了健康管理的原理与方法,体检前做问卷调查,备选项目针对不同个体选择设置,这些做法能让体检更有针对性,对识别不同个体的健康风险更有效。必选项目则有助于了解个人基本健康状况,是形成规范的个人健康管理档案的基础。此共识的实施将有利于规范健康体检行业行为,促进健康体检行业健康有序发展,使体检有望从传统的辨病体检向健康检查评估转变,从单纯的体检服务向健康风险干预、健康维护、促进医学服务转变,从以患者为中心的被动医学服务模式向以人为中心,主动连续、全程现代的主动医学服务模式转变,同时从科研的角度来说,也有利于规范国人健康大数据的采集,为后续研究建立适合国人的慢性病风险评估模型奠定基础。

3. 肖先生应如何避免过度体检?

首先,肖先生自身应充分认清过度体检可能带来的对身体的伤害以及医疗资源的浪费。例如,肖先生没有恶性肿瘤的家族史,同时也没有恶性肿瘤的相关症状和体征,如果为了进行肿瘤风险筛查,而过度追求使用所谓"查癌神器"PET - CT的检查方法,可能会导致放射性元素对身体的损伤,甚至要求每年定期进行该检查,最终可能导致因辐射而引发肿瘤。

其次,肖先生应主动寻求专业健康体检机构的帮助,通过与专业医师开诚布公地交流,由医师依据健康管理学基本原理与方法,再结合肖先生自身的实际情况,为其科学选择个体化的健康体检项目。

## 能力和知识拓展

### 健康体检管理暂行规定(节选)

第四条　具备下列条件的医疗机构,可以申请开展健康体检:

(一)具有相对独立的健康体检场所及候检场所,建筑总面积不少于400平方米,每个独立的检查室使用面积不少于6平方米;

(二)登记的诊疗科目至少包括内科、外科、妇产科、眼科、耳鼻咽喉科、口腔科、医学影像科和医学检验科;

(三)至少具有2名具有内科或外科副高以上专业技术职务任职资格的执业医师,每个临床检查科室至少具有1名中级以上专业技术职务任职资格的执业医师;

(四)至少具有10名注册护士;

(五)具有满足健康体检需要的其他卫生技术人员;

(六)具有符合开展健康体检要求的仪器设备。

第十四条　医疗机构应当对完成健康体检的受检者出具健康体检报告。健康体检报告应当包括受检者一般信息、体格检查记录、实验室和医学影像检查报告、阳性体征和异常情况的记录、健康状况描述和有关建议等。

第十九条　医疗机构开展健康体检不得以赢利为目的对受检者进行重复检查,不得诱导需求。

第二十九条　无《医疗机构执业许可证》开展健康体检的,按照《医疗机构管理条例》第四十四条处理。医疗机构未经许可开展健康体检的,按照《医疗机构管理条例》第四十七条处理。

### 健康体检基本项目专家共识

本共识包括健康体检基本项目目录、健康体检自测问卷和体检报告首页三个部分,形成相互关联的一个整体。该基本项目目录的设置遵循科学性、适宜性及实用性的原则,采用"1 + X"的体系框架。

"1"为基本体检项目,也是必选项目,包括健康体检自测问卷、体格检查、实验室检查、辅助检查、体检报告首页等5个部分。其中,体格检查包括一般检查和物理检查两个部分。一般检查包括身高、体重、腰围、臀围、血压、脉搏;物理检查包括内科、外科、眼科检查、耳鼻咽喉科、口腔科、妇科等。体格检查的内容设置依据为人民卫生出版社出版的《诊断学》(第八版),其中血压、体重、腰围及体重指数等指标均具有较高级别的循证医学研究证据,是健康体检和健康管理的重要指标和数据。实验室检查包括常规检查、生化检查、细胞学检查三个部分。常规检查包括血常规、尿常规、粪便常规+隐血,其中血、尿、粪便常规检查是《诊断学》(第八版)规定的检查内容,而粪便潜血实验是《直、结肠癌早期风险筛查指南》中推荐的筛查项目;生化检查包括肝功能、肾功能、血脂、血糖、尿酸,其中肝、肾功能是《诊断学》(第八版)规定的检查内容,而血脂、血糖和尿酸等检查项目具有较高的循证医学证据并被国内外慢性病风险预防指南推荐;宫颈刮片细胞学检查是女性宫颈癌的早期初筛项目。辅助检查包括心电图检查、X线检查、超声检查三个部分。常规心电图检查和腹部B超检查是《诊断学》(第八版)和《健康体检管理暂行规定》中要求设置的项目,X线检查项目的设置严格遵循了国家卫计委《关于规范健康体检应用放射检查技术的通知》要求,只设置了对成年人进行胸部X线正/侧位拍片检查,取消了胸部透视检查。

"X"为专项体检项目,也是备选项目,包括主要慢性非传染性疾病风险筛查及健康适能检查项目。针对心血管病(高血压、冠心病、脑卒中、外周血管病)、糖尿病、慢阻肺(COPD)、慢性肾脏疾病、部分恶性肿瘤(食道癌、胃癌、直结肠癌、肺癌、乳腺癌、宫颈癌、前列腺癌)等慢性非传染性疾病,提出了每个专项检查的适宜人群和年龄范围,以满足当前我国民众对健康体检及健康管理服务多样化的要求,为我国健康管理(体检)机构的体检项目及套餐设置提供了基本学术遵循,并为进一步研究制定相关技术标准与操作指南提供基础。

"必选项目"是基础,是开展健康体检服务的基本检测项目,也是形成健康体检报告及个人健康管理档案的必需项目;"备选项目"是个体化深度体检项目,主要针对不同年龄、性别及慢性病风险个体进行的专业化筛查项目。

### 实训与指导

**(一)实训目标**

1. 检验对健康体检项目设置、体检报告的内容与解读、体检后管理等基本知识的理解和掌握程度。

2. 训练理论结合实际的案例分析能力,归纳、总结、提炼关键问题等基本能力。

3. 掌握常用的健康管理学基本研究方法及相关能力。

**(二)实训内容与形式**

要求根据以下材料进行案例分析。

【案例一】金先生,男,50岁,某高校中层干部。身高169 cm,体重80 kg,腰围100 cm,血压143/89 mmHg。近段时间身边有两位朋友相继因脑卒中和心肌梗死去世,本人十分紧张,担心自己也有潜在健康问题,遂来医院请医生全面检查健康状况并加以指导。自诉平时工作压力大,因工作原因经常熬夜,一般每天只能睡5~6小时,感觉睡眠不足;午餐基本在单位食堂进餐,晚餐经常在餐馆进餐,有饮酒嗜好,饮酒史10年,每日约200~250 mL 白酒,不吸烟,喜食动物内脏;体力活动少。近一个月明显乏力、嗜睡、全身酸痛,体力明显下降;其父母均有高血压病;其弟患高血压病已有5年。

结合以上信息,请回答以下问题:

1. 体检之前,应向李先生了解哪些情况?

2. 如何设计李先生的体检项目?应考虑几个方面?应主要包括哪些体检项目?

3. 根据以上信息,你认为李先生存在哪些健康风险因素?患哪些疾病的风险比较大?

4. 为李先生出具的体检报告应该包括哪些基本内容?如何解读?

5. 根据体检结果,为李先生制订健康干预计划,请给出主要内容。

6. 为保证干预效果,在对李先生进行检后随访时应考虑哪些因素?

【案例二】某健康体检公司制定了健康体检项目及套餐:(1)主套餐六类:大众套餐、职工套餐、白领套餐、精英套餐、CEO 套餐、老年基础套餐;(2)专病选择项目,包括心脑血管疾病、糖尿病、骨代谢性疾病、肿瘤、甲状腺疾病等;(3)套餐外可选择项目、礼品卡套餐等供不同客户选择。其中,主套餐及专病选择项目如表10-1 所示。

**表 10-1 主套餐及专病选择项目**

| 套餐类别 | | 健康体检项目 |
|---|---|---|
| 主套餐类别 | 大众套餐 | 一般检查、内科、外科、眼科、耳鼻喉科、口腔科、妇科、血常规18项、尿常规12项、肝功能1项、血脂2项、空腹血糖、肾功能1项、胸部正位片、肝胆脾胰肾彩超、静态心电图等 |
| | 职工套餐 | 一般检查、内科、外科、眼科、耳鼻喉科、口腔科、妇科、血常规18项、尿常规12项、肝功能5项、血脂2项、空腹血糖、肾功能3项、胸部正位片、肝胆脾胰肾彩超、前列腺彩超、子宫及附件彩超、经阴道彩超(已婚项目)、静态心电图、肿瘤标志物2项等 |
| | 白领套餐 | 一般检查、内科、外科、眼科、耳鼻喉科、口腔科、妇科、血常规18项、尿常规12项、肝功能11项、血脂5项、血黏度、空腹血糖、肾功能、胸部正位片、颈椎侧位片、肝胆脾胰肾彩超、乳腺彩超(双侧)、前列腺彩超、子宫及附件彩超、经阴道彩超(已婚项目)、肿瘤标志物4项等 |
| | 精英套餐 | 一般检查、内科、外科、眼科、耳鼻喉科、口腔、妇科、血常规18项、肝功能11项、血脂5项、空腹血糖、肾功能3项、肿瘤标志物6项、胃功能3项、甲状腺功能3项、血黏度、乙肝两对半、尿常规12项、静态心电图、胸部正位片、腰椎侧位片、颈椎侧位片、肝胆脾胰肾彩超、乳腺彩超(双侧)、前列腺彩超、子宫及附件彩超、经阴道彩超(已婚项目)、骨密度检测、幽门螺杆菌检测、经颅多普勒(TCD)等 |
| | CEO 套餐 | 一般检查、内科、外科、眼科、耳鼻喉科、口腔科、妇科、HPV检测、血常规18项、肝功能11项、血脂9项、糖尿病筛查、淀粉酶、肾功能3项、血黏度、心肌酶检测3项、同型半胱氨酸、肿瘤标志物9项、胃功能、鼻咽癌风险指标2项、甲状腺功能全套、风湿类风湿检查、乙肝两对半、HBV-DNA定量、丙肝抗体(HCV-IgG)、尿常规12项、大便隐血、静态心电图、胸部正位片、腰椎(正位、侧位)片、颈椎(正位、侧位、斜位)片、肝胆脾胰肾彩超、甲状腺彩超、膀胱输尿管彩超、乳腺彩超、前列腺彩超、子宫及附件彩超、经阴道彩超(已婚项目)、心脏彩超、颈动脉彩超、双能X线骨密度检测、幽门螺杆菌检测、肺功能、动脉硬化检测、红外热成像、体内脂肪测定、经颅多普勒等 |

| 套餐类别 | | 健康体检项目 |
|---|---|---|
| 主套餐类别 | 老年套餐 | 一般检查、内科、外科、眼科、耳鼻喉科、口腔科、妇科、血常规18项、肝功能6项、肾功能3项、血脂2项、空腹血糖、肿瘤2项、尿常规12项、大便隐血、心电图、胸部正位片、肝胆脾胰肾彩超、甲状腺彩超、乳腺彩超、经阴道彩超(已婚项目)、前列腺彩超、骨密度检测等 |
| 专病选择项目 | 心脑血管疾病专项 | 血脂9项、血黏度、超敏C反应蛋白、同型半胱氨酸、心肌酶检测4项、肌钙蛋白TNT、肌红蛋白、高血压3项、D-二聚体、尿微量白蛋白测定、动态心电图、心脏彩超、颈动脉彩超、腹主动脉彩超、动脉硬化检测、经颅多普勒等 |
| | 糖尿病专项 | 空腹血糖、餐后2小时血糖、葡萄糖耐量试验、糖化血红蛋白、胰岛素测定、C-肽、抗胰岛素抗体、抗胰岛细胞抗体、抗谷氨酸脱羧酶抗体、血脂5项、糖化血清蛋白、尿糖、尿微量白蛋白、骨密度检测、双下肢血管彩超等 |
| | 骨代谢性疾病专项 | 骨质疏松专项检查:血清钙、血清无机磷、碱性磷酸酶、甲状旁腺素、降钙素、骨钙素、双能X线骨密度检测<br>风湿、类风湿、骨关节炎专项检查:风湿类风湿检测5项、人类白细胞抗原B27、多发性骨髓瘤3项、X线(颈椎、腰椎、手正位、足正位、膝关节正侧位片、病变关节X线)等 |
| | 肿瘤专项 | 肺癌检查:胸部X线正位与侧位片、血清癌胚抗原(CEA)、神经元特异性烯醇化酶(NSE)、细胞角蛋白19片段、血清鳞状细胞癌抗原 |
| | | 肝癌检查:肝胆脾胰肾彩超、甲胎蛋白(AFP)定性、癌胚抗原(CEA)定性、肝功能11项 |
| | | 乳腺癌检查:乳房(双侧)彩超、血清CA125(女)、血清CA153(女)、癌胚抗原(CEA)定性 |
| | | 宫颈癌检查:电子阴道镜、SCC(鳞状细胞癌抗原)、TCT(液基薄层细胞学检查)、HPV检测 |
| | | 卵巢癌检查:卵巢彩超、血清CA125(女)、血清CA15-3(女)、人体睾蛋白4(HE4) |
| | | 甲状腺癌检查:甲状腺彩超、血清甲状腺球蛋白 |
| | | 前列腺癌检查:前列腺指检、前列腺B超 |
| | | 肾癌检查:双肾脏彩超、肾功能3项 |
| | | 胃癌检查:胃蛋白酶原2项、CA724、CA242、CEA、幽门螺杆菌C-14呼气实验 |
| | 肝胆胰疾病专项 | 肝功能11项、乙肝两对半定量检测、HBV-DNA定量、丙肝抗体(HCV-IgG)、丙肝病毒(HCV-RNA)定量、甲肝抗体(HAV-IgM) |
| | 甲状腺疾病专项 | 甲状腺彩超、血清甲状腺球蛋白、甲状腺功能全套5项(T3、T4、FT3、FT4、TSH)等 |

注:(1)体检套餐中的健康体检项目为标准套餐所包含的项目,客户可根据自身情况加、减项目。

(2)套餐中部分专项为女士专用或男士专用。

请简述主套餐及专病选择项目设计所体现的原理与依据,并分析不同主套餐间的区别及意义。

**(三)实训要领**

1.学习和掌握案例分析涉及的本章主要知识点。

2.掌握健康体检项目设置基本思路及方法,掌握体检报告解读以及体检后管理的方法。

3.具备将相关理论知识进行整合来分析问题的能力。

**（四）实训要求与考核**

1.案例一的分析要求独立完成,案例二的分析要求分组完成。在分组完成实训过程中,首先应当对案例分析过程实行任务分解,即分别以 1 名同学为主,分段承担资料查找、案例分析和归纳总结、撰写书面报告等工作。研究过程应当在充分发挥所有成员同学主动性、积极性的基础上实现同学间的互助、交流和协作。

2.提交书面报告。要求:(1)列出作为案例分析依据的主要理论;(2)分析部分的字数在 1000 字左右,要求观点明确、说理清楚,既要讲清楚作为理由和依据的基本知识,更要针对案例具体情况进行分析并得出明确的结论。

3.分组完成的案例分析报告由组长根据小组成员在参与资料查找、小组讨论、案例分析、报告撰写等过程中的贡献度进行初步评分,最后由老师根据评分规则打分。独立完成的案例分析报告由老师根据评分规则打分。

**（五）实训书面记录或作业**

## 案例分析报告

一、根据实训案例一,请回答以下问题

1.体检之前,应向李先生了解哪些情况?

2.如何设计李先生的体检项目? 应考虑几个方面? 应主要包括哪些体检项目?

3.根据以上信息,你认为李先生存在哪些健康风险因素?患哪些疾病的风险比较大?

_____

_____

_____

_____

4.为李先生出具的体检报告应该包括哪些基本内容?如何解读?

_____

_____

_____

_____

5.根据体检结果,为李先生制订健康干预计划,请给出主要内容。

_____

_____

_____

_____

6.为保证干预效果,在对李先生进行检后随访时应考虑哪些因素?

_____

_____

_____

_____

二、根据实训案例二,请回答以下问题

请简述主套餐及专病选择项目设计所体现的原理与依据,并分析不同主套餐间的区别及意义。

_____

_____

_____

笔记

(邵 平 赵 鹏)

# 第十一章

# 健康管理在健康保险中的应用

**学习目标**

通过案例分析与实训练习：

巩固　健康保险与医疗保险的概念，健康保险与医疗保险的关系，我国现阶段医疗保险的内涵及形式，健康管理在商业保险中的应用。

培养　分析健康保险与医疗保险的关系。

扩展　灵活运用医疗保险模式。

**导入案例**

### 保险公司与企业和医院共建风险机制

上海开利公司是全球最大的暖通空调和冷冻设备供应商，截至2007年年底在国内已拥有11家企业和近2000名员工。开利公司除了在行业中的特别地位外，还有一个与众不同的地方，就是这家企业通过人保健康上海分公司与曲阳医院三方的合作，为职工提供了优质的医疗保障和健康管理服务。

1. 将医务室变成专业医疗点

与其他企业一样，开利公司也设有自己的医务室，但开利的医务室又不同于一般企业的医务室，后者只能为职工开一些简单的药品，而开利公司的医务室相当于一个专业的医疗点和急诊救护中转站。其基本职能包括简单疾病的诊疗、现场急救医疗服务以及转诊导医等。医务室配备的是专业医院的医生。这种情况始于2006年人保健康上海分公司尝试与参保企业、医疗机构建立现场医疗服务管理新型合作后。

据介绍，两年前，开利公司在人保健康上海分公司为自己的员工投保了团体保障计划，该计划分为两大部分，第一部分是社保补充、住院补贴、重大疾病和意外伤害等商业保险，第二部分是健康管理和现场医疗。健康管理的服务内容包括健康讲座、健康档案、健康评估、健康资讯、慢性病管理和就医安排等。现场医疗的服务内容则包括常见病预防保健、健康咨询、病假管理和职业卫生等。人保健康上海分公司负责人梅新告诉记者："健康管理和现场医疗服务主要是通过我们派驻在开利公司厂区医务室的医生来进行的，同时这个医生还要承担费用控制这样一项重要职责。"

笔记

2007年度,开利公司续保后,人保健康上海分公司与医疗机构合作,进一步提供了现场理赔服务,即企业员工在现场就诊后可直接支付自付部分,其余部分费用由医务室暂时垫付,再统一向人保健康上海分公司申请理赔。这样既缩短了员工的理赔时长,增加其在医务室就诊的积极性,又解决了企业内设医疗机构成本控制问题,也提升了保险公司的风险控制能力。"此前,开利公司医务室医生是没有费用控制这项职责的,但如果仅仅根据患者要求开具药物,往往会造成一定的医疗资源浪费。"梅新解释说,"开利公司投保后,我们即提出由保险公司派遣医生进驻厂区医务室,协助控制赔付风险。按规定,保险公司本身不能注册执业医师,我们找到的是曲阳医院作为合作中的第三方,即由曲阳医院派出一名医师作为保险公司派驻开利公司医务室的医生。"在三方合作中,人保健康上海分公司作为联结其他两者的中间纽带,通过延伸服务范围,实现了三方共赢。

对开利公司而言,医疗费用明显下降。截至2006年12月,参保企业共发生门急诊200次左右,每次发生医疗费用在60元左右,其中药费50元左右,远低于上海市平均水平。而2006至2007保单年度内,参保企业的门急诊和住院理赔总费用为38万元,赔付率达72.3%,费用总额比与人保健康上海分公司合作前的同期医疗费用下降了近50%,而员工得到的是比以前更为专业和全面的医疗服务。

2. 建立与医疗机构的利益同盟

在这种三方的合作模式中,最值得关注的是这种模式改变了健康医疗保险市场上,保险公司与医疗机构长期以来存在的利益冲突问题。保险机构为了控制风险,希望医疗机构更为科学地对患者进行治疗和用药,特别是对"未病"者进行事前的风险干预。但医疗机构的想法是要扩大影响,尽可能提供大范围和高质量的服务,这样一来不可避免地会产生一些所谓医疗服务的"暗箱操作",或者发生某些投保者的道德风险,从而增大了保险公司控制风险的难度,这也就是健康保险市场长期以来经营风险颇大的重要原因。

而人保健康上海分公司尝试的三方合作模式,不仅改变了此前参保个人及企业与保险公司只发生费用补偿关系的现状,而且与医疗机构也建立起了一种新型的合作利益联盟关系。人保健康上海分公司就与曲阳医院签署了风险共担协议:在一个保险年度里,如果赔付额度小于净风险保费,盈余部分由双方按约定比例进行分配;反之,如果赔付额度大于净风险保费,亏损由双方按约定比例进行承担。对此,人保健康上海分公司有关人士表示,在这种合作模式中,医疗机构不仅关心费用和医疗责任,还要关心客户的保障加健康管理。同时对于医院来说,可以使服务走出医院,拓宽服务范围,因为通过为参保企业人员提供现场医疗服务和转诊,医院将提高其在医疗领域的影响力并获得收益。这样医疗机构、保险公司和客户三者就建立起能有效改善三方关系的新型的合作模式——"现场医疗服务管理模式"。

由于控制风险成为三家合作单位共同关心的问题,所以从一开始,开利公司、曲阳医院和人保健康上海分公司就建立起了定期沟通机制,对合作与服务实施中发生的问题进行及时总结和解决,从而使这种管理式医疗模式的运作成效十分明显。据

笔记

了解,医疗机构与保险公司共同参与管理风险、控制风险而结成利益联盟,目前在保险业内尚属创新的第一例。

(资料来源:江帆.保险公司与企业和医院共建风险机制[N].经济日报,2008-03-26(7).)

请思考并回答以下问题:

1.开利公司除为本企业员工投保了基本医疗保险外,为什么还要与人保健康上海分公司合作投保团体保障计划?

2.人保健康上海分公司在业务运营中如何体现健康管理的核心思想?

3.如何进一步完善健康管理在商业健康保险中的应用,有何具体对策和建议?

**主要知识点**

## 一、健康保险的概念、种类

### (一)健康保险的概念

健康保险简称健康险,是以被保险人的身体健康为保险标的,对被保险人因疾病或意外伤害发生医疗费用支出或收入损失,以及因年老、疾病或伤残需要长期护理而提供经济补偿的保险。

健康保险有狭义和广义之分。广义的健康保险,既包含商业健康保险,也包含社会医疗保险,广义的健康保险不仅关注被保险人遭受保险事故损失后的经济补偿,而且更加关注被保险人在保险有效期内的预防保健和健康教育,及其生存期间的健康管理。狭义的健康保险一般特指对医疗费用损失进行补偿的保险。

### (二)健康保险的种类

1.健康保险按照性质不同,可以分为社会医疗保险和商业健康保险

社会医疗保险是指国家通过立法强制筹集医疗保险基金,当人们因疾病、受伤或生育需要治疗时,根据有关法律或规定,由国家或社会向其提供必需的医疗服务或经济补偿的一项社会保险制度。商业健康保险不同于社会医疗保险,它是投保人与保险人双方在自愿的基础上订立合同,当出现合同中约定的保险事故(被保险人患病支出医疗费用或因病致残造成收入损失)时,由保险人给付保险金的一种保险。商业保险公司开展健康保险业务,是企业的经营行为,追求商业利益是其经营的重要目标。

2.健康保险按照保险责任不同,一般可以分为疾病保险、医疗保险、失能收入损失保险、护理保险等

(1)疾病保险是指以保险合同约定的疾病的发生为给付保险金条件的保险。这种保险是以被保险人是否罹患某种疾病作为承担保险责任的决定因素,理赔依据是医疗服务提供者的疾病诊断。疾病保险多是1年期以上的长期保险或终身保险,依据疾病在不同性别和不同年龄组发生的概率来制定费率。

(2)医疗保险也称医疗费用保险,是指对被保险人在接受医疗服务时发生的医疗

笔记

费、医药费、手术费等进行补偿的保险。这种保险以被保险人支出的医疗费为标的,而不关注被保险人患的是什么病或因疾病导致的经济损失,通常为 1 年期或 1 年以内的短险。

(3)失能收入损失保险是指当被保险人由于疾病或意外伤害导致残疾、丧失劳动能力不能工作以致失去收入或减少收入时,由保险人在一定期限内分期给付保险金的一种健康保险。其主要目的是为被保险人因丧失工作能力导致收入的丧失或减少提供经济上的保障,但不承担被保险人因疾病或意外伤害所发生的医疗费用,比如我们常见的住院津贴类保险等。

(4)护理保险是指以因保险合同约定的日常生活能力障碍而导致需要护理行为为给付保险金条件,为被保险人的护理支出提供保障的保险。

### (三)现阶段我国多层次医疗保障体系的构成

(1)社会医疗保险(基本医疗保险)。构成了现阶段我国医疗保障体系的基础。

(2)补充医疗保险。补充医疗保险是用人单位和职工在参加统一的基本医疗保险后,由用人单位或个人在自愿的原则下,根据需要和可能原则,适当增加医疗保险项目,来提高保障水平的一种补充性保险。

补充医疗保险包括企业补充医疗保险、商业医疗保险、社会互助和社区医疗保险等多种形式,是基本医疗保险的有力补充,也是多层次医疗保障体系的重要组成部分。

从用人单位角度而言,补充医疗保险是一种激励员工,提高效率的员工福利制度;对用人单位的员工而言,补充医疗保险则是减少疾病后的收入替代率风险的一种福利保障措施。

(3)医疗救助。医疗救助是国家和社会向低收入的贫困人口或因患重病无力支付昂贵的医疗费用而陷入困境的居民提供费用资助的经济行为。

(4)农村医疗保障。以农村合作医疗制度为主体,统筹医疗社会保险、健康保险等多种保障形式。新型农村合作医疗制度是由政府组织、引导、支持,农民自愿参加,个人、集体和政府多方筹资,以大病统筹为主体的农民医疗互助共济制度。

## 二、健康保险制度的主要模式

各国的健康保险制度安排是与本国的政治、经济、文化有着密切的关系的,当今世界各国的健康保健制度模式可归纳为国家医疗保险型、社会医疗保险型、商业医疗保险型、个人储蓄医疗保险型四种模式。

### (一)国家医疗保险模式

国家(全民或政府)医疗保险模式又称为国家卫生服务制度,政府直接举办医疗保险事业,老百姓纳税,政府收税后拨款给公立医院,医院直接向居民提供免费(或低价收费)医疗预防保健服务,覆盖面一般是本国全体公民,并对医疗资源实行计划配置。其优点:医疗保险基金有稳定来源;能有效控制医疗费用的过快增长;医疗保险覆盖面广,能较好地体现公平性原则。缺点:市场起不到调节作用;资金渠道单一化,财政不堪重负;医疗服务效率较低,难以满足居民不断增长的医疗需求。

笔记

## （二）社会医疗保险模式

社会医疗保险模式是由国家通过立法形式强制实施的一种医疗保障制度,医疗保险基金社会统筹、互相供给,主要由雇主和雇员按一定比例缴纳,政府酌情补贴。服务项目一般包括全科医生的基本医疗服务、大多数病种的住院治疗和必要的药品。多数国家还包括专科医疗服务、外科手术、孕产保健、某些牙科保健服务以及某些医疗装置;筹资与偿付水平较高的国家,还包括病人就医交通、住院伙食与家庭护理服务等。以德国为代表的西欧与南欧的许多国家都长期坚持这种强制(义务)性的医疗保险。其优点:筹资渠道法制化、多元化,基金有稳定的来源,体现了一定的社会公平性。缺点:容易出现供需双方的道德风险,医疗费用难以有效控制;医疗保险费用负担的代际转移问题突出。

## （三）商业医疗保险模式

商业(市场)医疗保险模式也称资源医疗保险,按市场自由法则自由经营,自愿入保缴纳保费,适合需方的多层次需求。目前,采用这种模式的代表国家是美国。其优点:能适应社会多层次的不同需求;促进医疗科技的迅速发展;有利于降低医疗成本。缺点:不公平现象突出;医疗费用的增长无法控制。

## （四）个人储蓄医疗保险模式

储蓄型医疗保险模式是根据法律规定,强制性地以家庭为单位储蓄医疗基金,把个人消费的一部分以个人公积金的方式储蓄转化为保险基金。以个人责任为基础,政府分担部分费用。其优点:能有效控制需方道德防线造成的需求膨胀和医疗资源的浪费;能有效解决"横向积累"带来的代际矛盾。缺点:公平程度差;社会互助共济、共同分担风险的实现程度较低。

## 三、健康管理与健康保险

### （一）健康管理对健康保险的作用

从健康保险经营的目标看,需要建立健康诊疗活动的事前、事中和事后全过程的管理和服务,才能满足客户的更加迫切的健康服务需求,才能有效控制经营风险。健康保险与健康管理有机结合,能够充分发挥两者密切结合后带来的双重效用:一是实施专业化的健康管理,延伸和扩展对参保人员实施的健康服务,提高参保人员的满意度;二是对健康诊疗的各个环节和内容实施全程化的风险管理,从而控制疾病发生风险、就诊行为风险和诊疗措施风险等,提高风险控制效果。

1. 健康管理是健康保险的"业务助推器"

一方面,因为健康保险业务的服务内涵已经逐步延伸到与参保人员关系密切、专业性很强的医疗、预防、保健等服务范畴,所以健康管理技术的开发和创新,有利于保险公司形成专业品牌优势、创造核心竞争力、树立企业服务形象;另一方面,由于国内医疗体系不健全以及日益增多的健康服务需求,参保人员希望能够通过保险公司搭建的医疗服务网络与健康服务平台,获得更多、更优质的预防保健和诊疗服务。

2. 健康管理是健康保险的"风险助控器"

健康保险行业是以经营风险为核心技术的,有效控制各个经营环节的潜在风险是盈利的关键保证。现阶段,由于健康风险的多发性、易变性、严重性和复杂性,防控措施仅仅局限在事前预防和事后补救,无法深入控制疾病风险、医疗风险和道德风险等,风险控制效果很不理想。将健康管理引入健康保险行业,能够将费用保障和服务保障有机结合起来,能够使健康保险在组织结构、运行体系、服务模式和风险控制等方面形成统一体系,主要体现在以下几个方面:第一,通过预防疾病发生、延缓疾病发展,降低疾病的发生率,在一定程度上减少保险事故的发生率;第二,通过提供健康指导与诊疗干预,加强参保人员对健康常识与医疗机构的了解,缓解医患之间的信息不对称,同时提高医疗服务提供者诊疗的合理性,避免滥用诊疗技术与开大处方;第三,通过开展优质的健康风险评估、健康干预和指导等服务,改善参保人员的健康状况,提高满意度,有效规避健康保险行业中道德风险的产生。

### (二)健康保险对健康管理的意义

健康管理首先出现在健康保险市场较成熟的美国,有着它深刻的背景与历史原因。健康保险催生了健康管理,并为其开辟了广阔的应用平台。健康管理作为一个新生事物,对广大民众来说还很生疏,仅靠独自发展想要占领市场进而被市场接受将是一个长期而艰难的过程。健康保险行业本身对健康管理就有着很强的需求,能够促进健康管理服务技术的创新和发展,同时健康保险行业成熟的社会管理与资金管理能力、市场化机制以及销售经验,都在不断推动健康管理业的繁荣和发展。

### (三)商业健康保险中健康管理的现状

健康保险业的健康管理服务内容并不全面,目前只能达到对被保险人提供健康指导的层面,如健康咨询、健康体检、生活方式指导等,诊疗干预未能实现。这使得健康管理不能有效实现,对医疗费用风险的控制,仅仅成为各家保险公司展业的营销工具。我国医疗服务市场竞争不充分、健康保险信息系统不完善、保险公司自身管理水平低下等都影响了健康管理在商业保险领域中的效用。

1. 医疗服务市场竞争不充分

目前,医疗服务市场上存在着垄断竞争的局面,许多公立医院并不需要保险公司为他们增加客源,极大地影响了健康管理效用的发挥。这主要表现在:事后付费的方式无法使保险公司在相对固定的保费基础上承担医疗服务的风险,无法使医生和医院承担起费用控制的职责。保险公司在与医疗机构的合作中没有话语权和主导权。保险公司对医疗服务机构诊疗行为的监督和制约能力微乎其微,诊疗干预更是无法谈起。健康管理的开展是保险公司单方面的行为,得不到医疗服务机构的配合与支持。

2. 健康保险信息系统不完善

健康保险信息系统是保险公司健康管理的技术基础,完善的信息系统有利于减少信息不对称的现象,它使得保险公司、医疗服务的需求方和医疗服务的供给者之间实现资源共享,从而可以使保险公司在承保前了解被保险人的具体风险情况,决定是否承保或以什么条件承保,有效地对被保险人进行监控评价,并据此提出健康改善措施,实时地介入客户的医疗管理过程,从而实现医疗费用的控制。但目前医疗信息资源尚未整合,保险公司和医疗服务机构的信息联网未实现,使同时参加了基本社会医疗保险和商业健康保险的参保者,出现"一次看病、两次报销"或是"医院说能报,保险公司不给报"等诸多问题。这不仅不便于患者进行实时医药费用结算,影响了参保者的积极性,也不利于保险公司对医疗服务机构诊疗行为的风险管控。

3. 保险公司健康管理水平不高

我国保险公司的健康管理处于起步阶段,与国外还存在较大的差距:其业务及管理费用支出较大,管理成本高。保险公司在数据收集、理赔调查和费用控制等各环节经验都不足,导致理赔率高,保费厘定不准确。另外,我国经营健康险业务的保险公司众多,市场陷于非理性价格竞争中。大部分公司关注短期利益,出于抢占市场的目的,普遍重视开发客户与收取保费,忽略健康管理,这使得大多数保险公司的健康管理得不到广大客户的认可和接受。

**(四)健康保险与健康管理的结合模式**

近年来,国际健康保险行业的发展趋势显示,健康保险的风险管控已由单纯的财务风险控制向财务风险控制与健康风险控制结合转变,健康管理也由事后管理向事前事中事后管理转变,健康保险已经由保险公司独立管理的模式向合作方共同管理转变,健康保险正在由办法管理、被动管理向模式管理、主动管理转变。据美国霍普金斯医学会统计,健康管理可以使健康保险公司的直接开支降低30%。综合国内外的经验,目前健康保险和健康管理的结合模式主要有以下几种:

1. 健康保险公司与医疗机构共建式健康管理模式

健康管理在健康保险业的应用主要在于减少投保人患病的风险,从而减少赔付。在国外,一般是从投保费用中支出健康管理的费用。对于投保人,这种办法提高了个人的健康水平,减少了患病的风险;对于保险行业,这种办法有效地减少了医疗费用的支出。而医院是实现健康管理的最佳场所,特别是在健康管理刚刚起步的中国。因此,医保合作是发展健康保险的有效之路。首先,保险公司与医疗机构合作可以优势互补。第二,能够利益共享,风险共担。第三,追求利润最大化是医保合作的动力。保险公司在医疗机构的配合下,有效地控制整个医疗成本,这为保险公司收益最大化创造了条件。而医疗机构在保险公司的支持下赢得一批又一批的潜在客户,这为医院业绩的提升增加了动力。因此,医保合作是一种双赢行为。

健康管理与医疗机构及保险机构的合作还可以尝试更多的模式,如参考美国的"健康维护组织(HMO)"的做法,按人头预付费用。保险公司与医院签订医疗承包合同,超支部分保险人不负责,剩余部分归医院所有。这种方式收费低廉,又能有效控制成本。

但这种医保合作在实际操作中还是存在很多问题,比如,保单调整、付费方式、利益分摊方式、第三方监管等,特别是我国绝大部分医院是公立医院,这在具体操作上增加了不少的难度,所以我们可以从一些民营医院或者社区卫生服务机构等操作相对容易的机构下手,探索出符合双方利益的具体合作方式。

2. 健康保险公司自建式健康管理模式

这种模式在中国第一家专业的保险公司——中国人民健康保险股份有限公司(人保健康)成立后就进行了试点运行。中国人民健康保险股份有限公司自成立以来,一直秉承"健康保障+健康管理"的经营理念,努力尝试把健康管理的先进理念和具体服务形式融入健康保险业务领域。随着健康服务的不断深入,一方面,被保险人健康风险得到有效管控,赔付支出会一直下降;另一方面,客户因此享受到专业的建管服务,满意度进一步提高,则会带来更多的销售机会。

3.健康保险公司外包式健康管理模式

这种健康保险公司与独立的第三方健康管理公司合作外包,也是目前健康保险和健康管理结合的主要形式,其外包服务项目包括健康咨询、健康体检、健康评估、预约挂号、生活方式管理等。保险公司通过跟健康管理公司签订合同的方式,从保费中提出一部分作为健康管理的费用,由专业的健康管理公司运用健康教育、健康咨询、预防保健、医疗服务网络、康复指导等多种手段,切实改善和提高被保险人的健康状况,达到健康促进的目的,进而降低保险公司的风险和赔付率。

## 导入案例评析

### 保险公司与企业和医院共建风险机制

1.开利公司除为本企业员工投保了基本医疗保险外,为什么还要与人保健康上海分公司合作投保团体保障计划?

基本医疗保险(社会医疗保险)是国家的一种福利制度安排,使得越来越多的人病有所医。基本医疗保险虽然有缴费低、享受待遇时间持久的优点,但它是"保而不包",比如生病住院时的营养费、护工费以及收入损失等不能报销,同时也存在着诸如起付线、共付比例、封顶线以及用药和检查支付范围等诸多限制。此外某些先进的治疗技术和药品(如新药、进口药等)、某些特需治疗的疾病等费用还需要自付。

开利公司的员工投保的团体保障计划是商业性医疗保险,与具有社会保障性质的社会医疗保险公司各司其职,相互补充。就补充医疗保险的性质和社会意义而言,它的建立主要是为完善国家的多层次医疗保障体系直接服务的;从用人单位角度而言,补充医疗保险是一种激励员工,提高效率的员工福利制度;对用人单位的员工而言,补充医疗保险则是减少疾病后的收入替代率风险的一种福利保障措施。

2.人保健康上海分公司在业务运营中如何体现健康管理的核心思想?

健康管理是对个人或人群的健康危险因素进行全面管理的过程。其宗旨是调动个人、集体和社会的积极性,有效地利用有限的资源来达到最大的健康效果。健康管理的核心内容是医疗保险机构通过对其医疗保险客户(包括疾病患者或高危人群)开展系统的健康管理,达到有效控制疾病的发生或发展,显著降低出险概率和实际医疗支出,从而达到减少医疗保险赔付损失的目的。

开利公司在与人保健康上海分公司和曲阳医院的三方合作中,使员工享受到了较为全面的健康管理的服务:①健康讲座、健康档案、健康评估、健康资讯、慢性病管理和就医安排等;②现场医疗的服务内容包括常见病预防保健、健康咨询、病假管理和职业卫生等;③开利公司将医务室改造成一个专业的医疗点和急诊救护中转站,其基本职能包括简单疾病的诊疗、现场急救医疗服务以及转诊导医等。

3.如何进一步完善健康管理在商业健康保险中的应用,有何具体的对策和建议?

(1)开发专业化产品体系。保险公司应在对市场细分、目标市场选择后,认真分析各类客户群体的需求,同时结合健康风险的特点,把健康管理元素融入保险产品中,开发出适合客户需求的、专业化的并能结合健康保险与健康管理服务的综合保障计划。

(2)分步骤地推行管理型医疗模式。国外健康管理运行的模式多为管理型医疗,是一种集医疗服务提供和经费管理于一体的医疗模式,特点是保险公司直接参与医疗服务机构的管理。我国保险公司在不具备直接推行管理型医疗的情形下,只能根据具体情况分步骤实施:首先,保险公司提供针对高端客户的全程健康管理服务和针对小众客户的健康档案管理服务,提供面向大众的健康咨询服务,通过这些服务留住和吸引客户,扩大健康保险的覆盖面,从而迫使医疗服务机构被动甚至主动地参与到保险公司推行的健康管理计划中。其次,与医疗服务机构之间通过契约的方式建立利益共享、风险共担机制,以更好地服务客户、控制风险。最后,伴随着健康管理工作经验的积累和医疗卫生体制改革的深入,可以选择以自建医院或以股权方式控股医院,使保险公司既承担医疗费用风险,又能为客户提供健康管理服务,最终实现管理型医疗。

(3)培养专业化人才。健康保险以人的身体作为保险标的,其风险本质在于伤病发生率及医疗服务的费用水平,其在精算、理赔、核算方面相对于寿险而言有独特之处。这就对健康保险从业人员提出了更高的要求,不仅需要通晓金融保险知识,还需要通晓医疗卫生知识。保险公司应积极和国内高校、科研机构合作,吸引优秀人才加入公司,并对本公司员工进行定期培训和指导,或者有计划地把国内有经验的人员送到国外培训。同时,要注意为内部人才创造更加优越的发展空间,建立有效的人才激励机制。另外,公司应注意外部人才的引进,将健康保险业发达国家的管理人才和技术人才引入公司。

(4)优化和培育良好的医疗卫生环境。政府应着力在全民基本医保建设、基本药物制度巩固完善和公立医院改革方面取得突破,增强医保的基础性作用。这必将有利于医疗机构竞争机制的形成,增加保险公司选择合作医疗机构的范围和机会,从而促进健康管理医疗服务系统的形成。另外,应加大对医疗服务市场行为的监督力度,避免医疗服务风险。

(5)协调建立完善的健康保险信息系统。政府应尽快打通保险机构和医疗服务机构、社保机构之间的医保信息通道,彻底解除束缚商业健康保险发展的技术性障碍。实现保险公司和医疗服务机构的良好对接,将分散的医疗资源进行有效整合。改善医疗服务信息的协调机制,不仅能及时为医疗服务机构提供医学最新进展,分析最佳治疗方案,减少医疗费用,而且有利于保险公司实现与社保机构的联动审核和一站式医疗结算服务。通过该平台查询参保人员基本医疗保险的参保、理赔信息,既可帮助保险机构在承保时更有针对性地制订、优化商业健康保险的承保方案,又可进行远程专家会诊,提高疾病的诊断和治疗效率,这对提升保险公司形象和拓展业务具有重要意义。

（6）给予税收等的政策优惠。相对于寿险而言，健康保险的发展还很不成熟，其发展壮大离不开外部环境的支持。政府应给予一定的税收优惠和财政支持，采取免征健康保险业务营业税和所得税等措施。同时，国家应以法律形式，确定商业健康保险在整个医疗保障体系中的功能定位，明确规定其补充医疗保险的性质，从法律层面明确医疗保险应完全交由商业保险公司经营，以扩大商业健康保险的客户群，增加保险公司在医保利益共同体中的谈判砝码，促进健康保险在健康管理上的有效应用，支持商业健康保险的发展。

## 能力和知识拓展

### 国务院关于促进健康服务业发展的若干意见（节选）

健康服务业以维护和促进人民群众身心健康为目标，主要包括医疗服务、健康管理与促进、健康保险以及相关服务，涉及药品、医疗器械、保健用品、保健食品、健身产品等支撑产业，覆盖面广，产业链长。加快发展健康服务业，是深化医改、改善民生、提升全民健康素质的必然要求，是进一步扩大内需、促进就业、转变经济发展方式的重要举措，对稳增长、调结构、促改革、惠民生，全面建成小康社会具有重要意义。

**一、总体要求**

（三）发展目标

到 2020 年，基本建立覆盖全生命周期、内涵丰富、结构合理的健康服务业体系，打造一批知名品牌和良性循环的健康服务产业集群，并形成一定的国际竞争力，基本满足广大人民群众的健康服务需求。健康服务业总规模达到 8 万亿元以上，成为推动经济社会持续发展的重要力量。

——医疗服务能力大幅提升。医疗卫生服务体系更加完善，形成以非营利性医疗机构为主体、营利性医疗机构为补充，公立医疗机构为主导、非公立医疗机构共同发展的多元办医格局。康复、护理等服务业快速增长。各类医疗卫生机构服务质量进一步提升。

——健康管理与促进服务水平明显提高。中医医疗保健、健康养老以及健康体检、咨询管理、体质测定、体育健身、医疗保健旅游等多样化健康服务得到较大发展。

——健康保险服务进一步完善。商业健康保险产品更加丰富，参保人数大幅增加，商业健康保险支出占卫生总费用的比重大幅提高，形成较为完善的健康保险机制。

——健康服务相关支撑产业规模显著扩大。药品、医疗器械、康复辅助器具、保健用品、健身产品等研发制造技术水平有较大提升，具有自主知识产权产品的市场占有率大幅提升，相关流通行业有序发展。

——健康服务业发展环境不断优化。健康服务业政策和法规体系建立健全，行业规范、标准更加科学完善，行业管理和监督更加有效，人民群众健康意识和素养明显提高，

笔记

形成全社会参与、支持健康服务业发展的良好环境。

## 二、主要任务

（一）大力发展医疗服务。

加快形成多元办医格局；优化医疗服务资源配置；推动发展专业、规范的护理服务。

（二）加快发展健康养老服务。

推进医疗机构与养老机构等加强合作；发展社区健康养老服务。

（三）积极发展健康保险。

丰富商业健康保险产品。在完善基本医疗保障制度、稳步提高基本医疗保障水平的基础上，鼓励商业保险公司提供多样化、多层次、规范化的产品和服务。鼓励发展与基本医疗保险相衔接的商业健康保险，推进商业保险公司承办城乡居民大病保险，扩大人群覆盖面。积极开发长期护理商业险以及与健康管理、养老等服务相关的商业健康保险产品。推行医疗责任保险、医疗意外保险等多种形式医疗执业保险。

发展多样化健康保险服务。建立商业保险公司与医疗、体检、护理等机构合作的机制，加强对医疗行为的监督和对医疗费用的控制，促进医疗服务行为规范化，为参保人提供健康风险评估、健康风险干预等服务，并在此基础上探索健康管理组织等新型组织形式。鼓励以政府购买服务的方式委托具有资质的商业保险机构开展各类医疗保险经办服务。

（四）全面发展中医药医疗保健服务。

（五）支持发展多样化健康服务。

发展健康体检、咨询等健康服务；发展全民体育健身；发展健康文化和旅游。

（六）培育健康服务业相关支撑产业。

支持自主知识产权药品、医疗器械和其他相关健康产品的研发制造和应用；大力发展第三方服务；支持发展健康服务产业集群。

（七）健全人力资源保障机制。

加大人才培养和职业培训力度；促进人才流动。加快推进规范的医师多点执业；深入实施医药卫生领域人才项目，吸引高层次医疗卫生人才回国服务。

（八）夯实健康服务业发展基础。

推进健康服务信息化；加强诚信体系建设。

## 健康保险管理办法（节选）

第二条　本办法所称健康保险，是指保险公司通过疾病保险、医疗保险、失能收入损失保险和护理保险等方式对因健康原因导致的损失给付保险金的保险。

第七条　依法成立的人寿保险公司、健康保险公司，经中国保监会核定，可以经营健康保险业务。

前款规定以外的保险公司，经中国保监会核定，可以经营短期健康保险业务。

第十条　保险公司经营费用补偿型医疗保险，应当加强与医疗服务机构和健康管理

笔记

服务机构的合作,加强对医疗服务成本的管理,监督医疗费用支出的合理性和必要性。

保险公司与医疗服务机构和健康管理服务机构之间的合作,不得损害被保险人的合法权益。

第二十一条 保险公司拟定医疗保险产品条款,应当尊重被保险人接受合理医疗服务的权利,不得在条款中设置不合理的或者违背一般医学标准的要求作为给付保险金的条件。

保险公司在健康保险产品条款中约定的疾病诊断标准应当符合通行的医学诊断标准,并考虑到医疗技术条件发展的趋势。健康保险合同生效后,被保险人根据通行的医学诊断标准被确诊疾病的,保险公司不得以该诊断标准与保险合同约定不符为理由拒绝给付保险金。

第二十九条 保险公司销售费用补偿型医疗保险,应当向投保人询问被保险人是否拥有公费医疗、社会医疗保险和其他费用补偿型医疗保险的情况。

保险公司不得诱导被保险人重复购买保障功能相同或者类似的费用补偿型医疗保险产品。

## 国务院办公厅关于加快发展商业健康保险的若干意见

国办发〔2014〕50 号

各省、自治区、直辖市人民政府,国务院各部委、各直属机构:

为贯彻落实《中共中央 国务院关于深化医药卫生体制改革的意见》《国务院关于促进健康服务业发展的若干意见》(国发〔2013〕40 号)、《国务院关于加快发展现代保险服务业的若干意见》(国发〔2014〕29 号)等有关文件要求,加快发展商业健康保险,经国务院同意,现提出以下意见:

### 一、充分认识加快发展商业健康保险的重要意义

商业健康保险是由商业保险机构对因健康原因和医疗行为导致的损失给付保险金的保险,主要包括医疗保险、疾病保险、失能收入损失保险、护理保险以及相关的医疗意外保险、医疗责任保险等。

加快发展商业健康保险,有利于与基本医疗保险衔接互补、形成合力,夯实多层次医疗保障体系,满足人民群众多样化的健康保障需求;有利于促进健康服务业发展,增加医疗卫生服务资源供给,推动健全医疗卫生服务体系;有利于处理好政府和市场的关系,提升医疗保障服务效率和质量;有利于创新医疗卫生治理体制,提升医疗卫生治理能力现代化水平;有利于稳增长、促改革、调结构、惠民生。

### 二、加快发展商业健康保险的总体要求

(一)指导思想和目标。

加快发展商业健康保险要以邓小平理论、"三个代表"重要思想、科学发展观为指导,深入贯彻党的十八大和十八届三中全会精神,认真落实党中央、国务院决策部署,充

笔记

162

分发挥市场机制作用和商业健康保险专业优势,扩大健康保险产品供给,丰富健康保险服务,使商业健康保险在深化医药卫生体制改革、发展健康服务业、促进经济提质增效升级中发挥"生力军"作用。

到2020年,基本建立市场体系完备、产品形态丰富、经营诚信规范的现代商业健康保险服务业。实现商业健康保险运行机制较为完善、服务能力明显提升、服务领域更加广泛、投保人数大幅增加,商业健康保险赔付支出占卫生总费用的比重显著提高。

(二)基本原则。

坚持以人为本,丰富健康保障。把提升人民群众健康素质和保障水平作为发展商业健康保险的根本出发点、落脚点,充分发挥商业健康保险在满足多样化健康保障和服务方面的功能,建设符合国情、结构合理、高效运行的多层次医疗保障体系。

坚持政府引导,发挥市场作用。强化政府的制度建设、政策规划和市场监管等职责,通过财税、产业等政策引导,发挥市场在资源配置中的决定性作用,鼓励商业保险机构不断增加健康保障供给,提高服务质量和效率。

坚持改革创新,突出专业服务。深化商业健康保险体制机制改革,运用现代科技,创新管理服务,拓宽服务领域,延长服务链条,推进健康保险同医疗服务、健康管理与促进等相关产业融合发展。

### 三、扩大商业健康保险供给

(一)丰富商业健康保险产品。大力发展与基本医疗保险有机衔接的商业健康保险。鼓励企业和个人通过参加商业保险及多种形式的补充保险解决基本医保之外的需求。鼓励商业保险机构积极开发与健康管理服务相关的健康保险产品,加强健康风险评估和干预,提供疾病预防、健康体检、健康咨询、健康维护、慢性病管理、养生保健等服务,降低健康风险,减少疾病损失。支持商业保险机构针对不同的市场设计不同的健康保险产品。根据多元化医疗服务需求,探索开发针对特需医疗、药品、医疗器械和检查检验服务的健康保险产品。开发药品不良反应保险。发展失能收入损失保险,补偿在职人员因疾病或意外伤害导致的收入损失。适应人口老龄化、家庭结构变化、慢性病治疗等需求,大力开展长期护理保险制度试点,加快发展多种形式的长期商业护理保险。开发中医药养生保健、治未病保险产品,满足社会对中医药服务多元化、多层次的需求。积极开发满足老年人保障需求的健康养老产品,实现医疗、护理、康复、养老等保障与服务的有机结合。鼓励开设残疾人康复、托养、照料和心智障碍者家庭财产信托等商业保险。

(二)提高医疗执业保险覆盖面。加快发展医疗责任保险、医疗意外保险,探索发展多种形式的医疗执业保险,分担医疗执业风险,促进化解医疗纠纷,保障医患双方合法权益,推动建立平等和谐医患关系。支持医疗机构和医师个人购买医疗执业保险,医师个人购买的医疗执业保险适用于任一执业地点。鼓励通过商业保险等方式提高医务人员的医疗、养老保障水平以及解决医疗职业伤害保障和损害赔偿问题。

(三)支持健康产业科技创新。促进医药、医疗器械、医疗技术的创新发展,在商业健康保险的费用支付比例等方面给予倾斜支持,加快形成战略性新兴产业。探索建立医药高新技术和创新型健康服务企业的风险分散和保险保障机制,帮助企业解决融资难题,化解投融资和技术创新风险。

### 四、推动完善医疗保障服务体系

(一)全面推进并规范商业保险机构承办城乡居民大病保险。认真总结试点经验,从城镇居民医保基金、新农合基金中划出一定比例或额度作为大病保险资金,在全国推行城乡居民大病保险制度。遵循收支平衡、保本微利的原则,全面推进商业保险机构受托承办城乡居民大病保险,发挥市场机制作用,提高大病保险的运行效率、服务水平和质量。规范商业保险机构承办服务,规范招投标流程和保险合同,明确结余率和盈利率控制标准,与基本医保和医疗救助相衔接,提供"一站式"服务。逐步提高城乡居民大病保险统筹层次,建立健全独立核算、医疗费用控制等管理办法,增强抗风险能力。

(二)稳步推进商业保险机构参与各类医疗保险经办服务。加大政府购买服务力度,按照管办分开、政事分开要求,引入竞争机制,通过招标等方式,鼓励有资质的商业保险机构参与各类医疗保险经办服务,降低运行成本,提升管理效率和服务质量。规范经办服务协议,建立激励和约束相结合的评价机制。要综合考虑基金规模、参保人数、服务内容等因素,科学确定商业保险机构经办基本医保费用标准,并建立与人力成本、物价涨跌等因素相挂钩的动态调整机制。

(三)完善商业保险机构和医疗卫生机构合作机制。鼓励各类医疗机构与商业保险机构合作,成为商业保险机构定点医疗机构。利用商业健康保险公司的专业知识,发挥其第三方购买者的作用,帮助缓解医患信息不对称和医患矛盾问题。发挥商业健康保险费率调节机制对医疗费用和风险管控的正向激励作用,有效降低不合理的医疗费用支出。在开展城乡居民大病保险和各类医疗保险经办服务的地区,强化商业保险机构对定点医疗机构医疗费用的监督控制和评价,增强医保基金使用的科学性和合理性。

### 五、提升管理和服务水平

(一)加强管理制度建设。完善健康保险单独核算、精算、风险管理、核保、理赔和数据管理等制度。商业保险机构要建立独立的收入账户和赔付支出账户,加强独立核算,确保资金安全。加强行业服务评价体系建设,规范健康保险服务标准,尽快建立以保障水平和参保群众满意度为核心的考核评价制度,建立健全商业保险机构诚信记录制度,加强信用体系建设。

(二)切实提升专业服务能力。商业保险机构要加强健康保险管理和专业技术人才队伍建设,强化从业人员职业教育,持续提升专业能力。根据经办基本医疗保险和承办城乡居民大病保险的管理和服务要求,按照长期健康保险的经营标准,完善组织架构,健全规章制度,加强人员配备,提升专业经营和服务水平。

(三)努力提供优质服务。商业保险机构要精心做好参保群众就诊信息和医药费用审核、报销、结算、支付等工作,提供即时结算服务,简化理赔手续,确保参保群众及时、方便享受医疗保障待遇。发挥统一法人管理和机构网络优势,开展异地转诊、就医结算服

笔记

务。通过电话、网络等多种方式,提供全方位的咨询、查询和投诉服务。运用现代技术手段,发挥远程医疗和健康服务平台优势,共享优质医疗资源,不断创新和丰富健康服务方式。

(四)提升信息化建设水平。鼓励商业保险机构参与人口健康数据应用业务平台建设。支持商业健康保险信息系统与基本医疗保险信息系统、医疗机构信息系统进行必要的信息共享。政府相关部门和商业保险机构要切实加强参保人员个人信息安全保障,防止信息外泄和滥用。支持商业保险机构开发功能完整、安全高效、相对独立的全国性或区域性健康保险信息系统,运用大数据、互联网等现代信息技术,提高人口健康数据分析应用能力和业务智能处理水平。

(五)加强监督管理。完善多部门监管合作机制,按照职责分工加强对商业保险机构的监督检查,依法及时处理处罚有关违法违规行为,确保有序竞争。保险监管机构要不断健全商业健康保险经营管理法规制度,完善专业监管体系。加大商业健康保险监督检查力度,强化销售、承保、理赔和服务等环节的监管,严肃查处销售误导、非理性竞争等行为,规范商业健康保险市场秩序。完善城乡居民大病保险和各类医疗保障经办业务市场准入退出、招投标、理赔服务等制度。商业保险机构要主动接受和配合政府有关职能部门的监督。加大对泄露参保人员隐私、基金数据等违法违规行为的处罚力度,情节严重的取消经办资格,在全国范围内通报。涉嫌构成犯罪、依法需要追究刑事责任的,移送司法机关查处。

## 六、完善发展商业健康保险的支持政策

(一)加强组织领导和部门协同。各地区、各有关部门要提高认识,统筹谋划,将加快发展商业健康保险纳入深化医药卫生体制改革和促进健康服务业发展的总体部署,在国务院和地方各级深化医药卫生体制改革领导小组的统筹协调下,加强沟通和配合,完善政策,创新机制,协调解决商业健康保险发展中的重大问题。有关部门要根据本意见要求,及时制定配套措施。各省(区、市)人民政府要结合实际制定具体实施意见,促进本地区商业健康保险服务业持续健康发展。

(二)引导投资健康服务产业。发挥商业健康保险资金长期投资优势,鼓励商业保险机构遵循依法、稳健、安全原则,以出资新建等方式新办医疗、社区养老、健康体检等服务机构,承接商业保险有关服务。各地区要统筹健康服务业发展需要,加强对具有社会公益性的商业健康保险用地保障工作。

(三)完善财政税收等支持政策。借鉴国外经验并结合我国国情,完善健康保险有关税收政策。研究完善城乡居民大病保险业务保险保障基金政策。落实和完善企业为职工支付的补充医疗保险费有关企业所得税政策。坚持市场配置资源,鼓励健康服务产业资本、外资健康保险公司等社会资本投资设立专业健康保险公司,支持各种类型的专业健康保险机构发展。

(四)营造良好社会氛围。大力普及商业健康保险知识,增强人民群众的健康保险意识。以商业健康保险满足人民群众非基本医疗卫生服务需求为重点,加大宣传力度,积极推广成功经验。完善商业健康保险信息公开渠道和机制,建立社会多方参与的监督

笔记

制度,自觉接受社会监督。加强行业自律,倡导公平竞争与合作,共同营造发展商业健康保险的良好氛围。

国务院办公厅

2014 年 10 月 27 日

## 实训与指导

### (一)实训目标

1.检验对健康保险的概念、性质、功能及特点,医疗保险的概念、主要模式和健康保险与基本医疗保险的关系等基本知识的理解和掌握程度。

2.训练理论结合实际的案例分析能力、检索案例相关文献资料的能力、归纳总结提炼关键问题等基本能力。

3.掌握常用科学研究方法,并具备一定的运用历史方法、社会调查法、逻辑方法、实验方法和统计方法等能力。

### (二)实训内容与形式

要求根据以下材料进行案例分析。

根据《国务院关于促进健康服务业发展的若干意见》,到 2020 年,包括医疗服务、健康管理等多个细分产业在内的健康服务业将发展成为总规模超过 8 万亿元的战略性新兴产业。无论是从市场容量来衡量,还是以发展空间来比较,保险公司进入健康管理领域的前景都值得期待。

2015 年 7 月,某合资寿险公司正式发布健康平台,共整合 25 家健康服务合作伙伴资源,涵盖用户饮食、身体、生活、财务健康四大方面。在医疗健康领域,为用户提供包括在线健康咨询、私人医生预约问诊、身体检测及健康档案管理、基因检测、移动二次诊疗等服务。该寿险公司总裁表示,逐步向传统保险业务产业链上游延伸,实现健康管理和健康保障的融合发展,是保险行业未来发展的大势所趋。该负责人还透露,未来该健康平台很可能会成长为一个健康管理公司。截至目前,公开信息显示,已有多家综合性保险公司和专业健康险公司表达了对进军健康管理领域的热情,并部分透露了相应的战略布局。

保险公司进军健康管理领域是趋势。从疾病的发展模式来看,慢性疾病在医疗费用中占据的比例最高,患者通过健康管理平台能够早发现、早治疗慢性疾病,减轻自身经济负担;从保险公司竞争的角度来看,过度医疗始终是我国医疗健康领域的一大难题,健康管理平台能够帮助患者节省医疗费用的支出,为保险公司减少成本,在一定程度上避免过度医疗。

在保险公司进军健康管理的过程中,是否与医院对接、以何种方式对接始终是业内热议的话题,各公司对此的态度虽不尽相同,但普遍表现积极。

保险行业"新国十条"明确表示,支持保险机构参与健康服务业产业链整合,探索运用股权投资、战略合作等方式,设立医疗机构和参与公立医院改制。中国最早成立的专业健康保险公司"中国××健康保险有限公司"应用丰富的医疗资源,充分依托公司医疗网络建设情况,推出了一款北京、上海、广州三地知名三甲医院的专家门诊预约挂号和导诊服务,同时提供专业的健康档案、健康咨询与指导服务的健康管理服务产品。国内最大的一家寿险公司已提出"大资管、大健康、大养老"的发展战略,着手打造"保险 + 医院"的健康布局,并在内部已经形成构建百家医院、万家诊所的战略构想。而在健康管理领域行动较早的某保险公司,亦有 10 年内在全国开设 1 万家诊所的计划。但也有业内人士对此表达了自己的担忧,"如果保险公司仅仅与医院采取一般性的合作,医院的兴趣可能不会太大,因为医院需要实际考虑保险公司的健康平台为其带来的客户及利润,但如果采取参股、控股等方式与医院合作,保险公司需要对医院的运营负责,需要考虑是否会亏损等问题。同时,保险公司如果参股、控股的医院多了不合适,而少了又覆盖不足"。

国家卫生计生委卫生发展研究中心医疗保障研究室一负责人称:保险公司进军健康管理领域是趋势,无论是与医院建立较强的契约关系,还是参股、控股医院,"保险 + 医院"模式都值得探索。

(案例来源:根据腾讯财经 http://finance.qq.com/a/20150707/016458.htm 整理)

问题:

1. 为什么无论是综合性保险公司还是专业性保险公司均试图引入健康管理服务?

2. 你如何看待目前健康管理在中国健康保险市场上的应用?

3. 你如何评价"保险 + 医院"模式?

**(三)实训要领**

1. 了解案例涉及的背景和基本事实。

2. 学习和掌握案例分析涉及的本章主要知识。

3. 检索并找出案例分析涉及的文献资料及其具体政策规定。

4. 查找文献资料,必要时进行调查研究,根据本章涉及的基本知识以及有关政策文件,研究健康保险公司经营历程。

**(四)实训要求与考核**

1. 分组或独立完成。如果以分组形式完成,应当对案例分析过程实行任务分解,即分别以 1 名同学为主分段承担资料查找、案例分析和归纳总结、撰写书面报告等工作。研究过程应当在充分发挥所有成员同学主动性、积极性的基础上实现同学间的互助、交流和协作。

2. 提交书面报告。要求:(1)列出作为案例分析依据的主要法律法规的规定;(2)分析部分的字数在 1000 字左右,要求观点明确、说理清楚,既要讲清楚作为理由和依据的基本知识和法律规定,更要针对案例事实进行分析并得出明确的结论。

3. 分组完成的案例分析报告由组长根据小组成员在参与资料查找、小组讨论、案例分析、报告撰写等过程中的贡献度进行初步评分,最后由老师根据评分规则打分。独立完成的案例分析报告由老师根据评分规则打分。

笔记

**（五）实训书面记录或作业**

## 案例分析报告

根据实训材料，请回答以下问题

1. 为什么无论是综合性保险公司还是专业性保险公司均试图引入健康管理服务？

_____

_____

_____

_____

_____

_____

2. 你如何看待目前健康管理在中国健康保险市场上的应用？

_____

_____

_____

_____

_____

_____

3. 你如何评价"保险＋医院"模式？

_____

_____

_____

_____

_____

_____

（刘　畅　尹　伟）

# 健康服务业概述

通过案例分析与实训练习：

巩固　健康服务业的定义和特征,以及发展健康服务业的意义等主要知识点;

培养　运用所学知识分析中国健康服务业发展现状和前景;

扩展　实际应用健康管理知识的能力。

导入案例

## 案例1　上海×××老年社区

上海×××老年社区于2006年开工建设,2008年5月第一批老年会员入住,是一个向老年会员提供全方位终生照料服务、高品质、专业型、现代化、多功能的老年生活社区,是一个提供老年人颐养晚年、实现幸福健康快乐生活的理想家园。养老社区位于上海市浦东新区康桥镇,占地83680 m²,总建筑面积近10万m²,整个社区全部采用无障碍化设计,以老年公寓、健康会所、老年护理院、公共服务大楼、配餐中心、景观花园等完备的设施,加上周到的生活、健康、快乐"管家式"服务,区别于传统意义上的养老院,成为一个不脱离社会,既相对独立又不乏开放的老年生活社区。上海×××老年社区共16栋建筑,其中包括12栋老年公寓及健康会所、老年护理院、配餐中心、商业街、管理中心等。以比较健康的老年人为服务对象,重点解决其生活的安全性与便利性,满足其精神文化方面的需求。

园区内设置的护理院是其"终生养老"理念的体现,为长期卧床患者、晚期姑息治疗患者、生活不能自理的老年人以及其他需要长期护理服务的患者提供医疗护理、康复促进、生活照料、临终关怀等服务。护理院总建筑面积6200 m²,并规划建设30000 m²的医疗护理大楼。护理院依托上海医院的医疗资源,对入住的老人进行全科护理。特别是针对阿尔茨海默病患者,开设特殊护理区。医院承担×××养老社区的健康管理和家庭病床工作,由医护人员提供24小时医疗服务。目前该公司已在上海、宁波、潍坊、海宁、辽宁相继建设养老社区。

(资料来源:亲和源官网 www.qinheyuan.com)

## 案例2　××之家养老社区

××人寿作为中国保险业首家获得养老社区投资试点,首家推出对接养老社区

笔记

保险产品的企业,在北京、上海、广州开始养老社区的规划布局,目的是实现"候鸟式"养老模式。

××人寿董事长陈东升表示,保险行业是一个经营了几百年的传统行业,随着人文关怀、环保、节能成为21世纪经济、社会发展的三大潮流,以人文关怀为主题的新型产业将成为全球化时代经济发展的新方向。"在这种背景下,保险行业在中国完全有机会去创造世界性的新商业模式。而与保险产品相结合的现代养老社区,则是当今最能体现人文关怀的一个商业创新。"陈董事长高度评价养老社区的意义。

谈到××人寿为什么会关注养老社区产业,陈董事长透露,他是受到旅游行业中携程网创建连锁酒店如家的启发。"过去养老对中国人来说就是一种福利,根本没有商业养老的概念。养老是一个缺乏商业机构关注的产业领域,它的商业化进程才刚刚开始,这里面蕴藏着巨大的商机。我们最初的设想是把全国各地的养老院、福利院托管起来,形成连锁经营,但经过多番调研,最终形成了在中国兴建养老社区的构想。"

在陈董事长看来,养老社区的优势有很多。他表示,从资金运用角度看,保险公司投资养老社区,相当于发行一个30年、50年的长期企业债券,同时又满足了保险资金对长期稳定收益的需求。这是解决保险公司资产负债匹配的有效途径。"寿险公司在投资上首先要追求的不是高回报,而是长期稳定的现金流。养老社区只要经营得当,会形成长期稳定的回报,并且受经济周期波动的影响几乎没有,非常符合寿险行业资金运用的需求。"

陈董事长补充说,从产业链看,养老社区向上衔接医疗保险、护理保险和养老保险等产品,推动保险产品的创新;同时还能带动下游的老年医学、护理服务、老年科技产品等产业,能够极大地延伸和扩展寿险产业链,同时有效整合关联产业。

上海市崇明县副县长朱建江表示,全面的养老应该由居住、服务和保障三部分组成,缺一不可。目前,我国社会保障体系的特点是政府主导、低水平、广覆盖。中产阶层"中国梦"的实现还得依托商业化的保险及保障服务。商业养老保障体系能够以最低的成本创造最高的经济效益和社会效益,帮助解决公共医疗成本和相关社会开支。

首都经济贸易大学金融学院保险系教授庹国柱表示,纯粹由子女赡养、社会保障养老、养老社区是社会发展不同阶段的三个层次。与前两个层次相比,养老社区无疑是一种更有尊严的养老方式,但对很多人来说,不菲的费用还是有点可望而不可即。可以说养老社区潜在需求很大,但能否转变成有效需求,还需要一定的条件。

庹国柱表示,对保险公司来说,需要在产品开发上做文章,设计出能够与养老社区衔接的产品。"比如为入住养老社区而设计的养老保险产品;不同年龄阶段老人的养老需求也是不一样的,在保证金和产品设计上都应该有所体现;老人自己的房产可以抵押给保险公司,作为入住养老社区的费用;通过商业养老保险的补充,使处于社保层次的人也有能力进入养老社区。"

现代养老社区产业经过近半个世纪的发展,已经有了成熟的商业模式。美国、日本和我国台湾地区的经验表明,在经济发展过程中,以家庭服务的社会化、专业化趋势,以及社会化服务和家庭化环境为特征的养老模式已经成为现代养老服务业发展的趋势。

（资料来源:泰康之家网站 http://www.taikang.com/tab1720/info249536.htm）

**请思考并回答以下问题:**

1. 请分析养老社区建设对健康服务业发展的意义。

2. ××人寿作为保险企业,为什么要涉足养老社区建设?

3. 养老社区作为健康服务业的主要内容,目前需要解决的问题有哪些?

## 主要知识点

### 一、健康服务业概述

#### （一）健康服务业的概念

《国务院关于促进健康服务业发展的若干意见》（国发〔2013〕40 号）（以下简称《意见》）中对健康服务业的概念有准确的界定,即健康服务业以维护和促进人民群众身心健康为目标,主要包括医疗服务、健康管理与促进、健康保险以及相关服务,涉及药品、医疗器械、保健用品、保健食品、健身产品等支撑产业,覆盖面广,产业链长。这一定义明确了健康服务业涵盖的具体内容,是指导我国健康服务业发展的核心。

#### （二）健康服务业的范围

《意见》作为我国首个健康服务业的指导性文件,从我国国情出发,借鉴国外经验,明确了健康服务业的范围,包括医疗服务、健康管理与促进、健康保险以及相关服务和支撑性产业四方面。

1. 医疗服务

医疗服务是健康服务业的关键环节和核心内容。尽管健康服务业的内涵丰富、外延宽泛,医疗服务以及提供医疗服务的医疗机构始终是发展的核心所在,没有优质的医疗服务作为支撑,其他衍生、外延服务难以持续发展。要切实落实政府办医责任,坚持公立医疗机构面向城乡居民提供基本医疗服务的主导地位。同时,还要广泛动员社会力量发展医疗服务,努力扩大医疗服务供给、提高服务效率。

2. 健康管理与促进

健康管理与促进主要面向健康和亚健康人群,内涵丰富,发展潜力巨大。随着人民群众生活水平的不断提高,对健康服务的需求正在从传统的疾病治疗转为更加重视疾病预防和保健,以及追求健康的生活方式,对健康体检、健康咨询、健康养老、体育健身、养生美容和健康旅游等新兴健康服务的需求都在快速增加。发展健康服务业,需要在不断加强基本医疗卫生保障的基础上,不断发现并针对市场需要,创新服务模式,发展新型业态,不断满足多层次、多样化的健康服务需求。

3. 健康保险

健康保险是健康服务业发展的重要保障机制。人民群众的健康需求能不能转化为

笔记

消费,很大程度上取决于购买力,国内外的经验表明,健康服务业的长足发展需要成熟的健康保险体系来保障。

**4.支撑性产业**

支撑性产业涵盖对医疗服务、健康管理与促进、健康保险服务形成基础性支撑及所衍生出来的各类产业,主要包括药品、医疗器械、保健用品、健康食品等研发制造和流通等相关产业,以及信息化、第三方服务等衍生服务。

### (三)健康服务业的特征

健康服务业是一个以大健康观念为前提,与健康直接或间接相关的产业体系,具有五个共同特征。

**1.产业链长、投资大且风险高**

健康服务业涉及与人类健康密切相关的生产和服务领域。健康服务业的高技术含量决定了技术研发与产品开发所需软硬件设备费用高、周期长且失败风险亦很高,同时相关人力资源的成本亦很高。因此,健康服务业具有产业链条长、资金投入大且风险高的特征。

**2.技术含量高**

健康服务业中运用的诊疗技术、健康危险因素监测等手段和方法的更新与信息技术、生命科学、生物工程等高新技术的发展紧密相连,是众多领域最新研究成果的展示与运用。

**3.与公众利益密切相关**

健康服务业中所有行业所提供给市场的产品及服务均受到人群疾病谱及死亡谱、公众健康需求、国家医疗卫生制度及体制等因素的影响,与人身安全直接相关,公众对其产品或服务的质量或效果十分关注且特别敏感,所以健康服务业所提供的产品及服务都需要健全的监管机制和严格的准入制度来保证购买者的安全。

**4.具有公共物品与私人物品双重属性**

健康服务作为一种特殊产品,具有公共物品与私人物品的双重属性。一方面,公民具有享有基本医疗服务的权利,政府和医院有提供医疗服务的责任与义务;另一方面,公共产品的供给不足、缺乏竞争、效率降低等特点不符合现代社会发展对于健康服务的巨大及多样化需求,决定了健康服务作为产业来发展的必要性及其产业属性、私人物品属性。

**5.具有明显的社会效益和可持续性**

健康服务业为消费者所提供的是与预防、医疗、保健、康复、健康管理等相关的产品、技术及服务。因此,健康产品和服务的提供不仅关系到人群的健康状况,更与社会稳定和经济可持续发展息息相关。健康服务业的发展不但具有显著的经济效益和社会效益,更有极强的可持续性。

### (四)发展健康服务业的意义

**1.有助于更好地满足人民群众日益增长的健康需求**

全球有75%的人处于亚健康状态。人类疾病谱已经由以感染性疾病为主,转向以生活方式疾病、老年病为主,引发了医疗模式由单纯病后治疗转向"预防、保健、治疗、康复"相结合,人们更加重视亚健康状态的调整和恢复。

2.有助于合理控制医疗费用过快增长,支持医疗卫生体制改革顺利进行

健康服务业可为人们提供预防、诊断、治疗、康复、保健等产品与技术手段,有助于加强疾病预防和人们健康状态的维持,有助于促进人们实现更高层次的健康与健美。医疗服务业是健康服务业的重要组成部分,其发展将促进经济、简便的预防、诊断、治疗设备与药物的开发与应用,有利于支持医疗卫生体制改革的顺利进行。

3.有助于更好地迎接我国人口老龄化的挑战

中国老龄人口占世界首位。2050年我国将进入重度老龄化阶段,高龄化、空巢化问题严重,老年性疾病日益增多。老年人已成为整个健康服务业的特殊群体和主体人群。

4.有助于促进国民经济增长

发展健康服务业有助于提高社会人力资本的质量,推动经济发展。美国著名经济学家费雪(Irving Fisher)很早就在一份提交给国会的《国家健康报告》中提出:从广义角度看,健康也是一种财富的形式。在那份报告中,费雪界定了疾病所带来的经济损失,其中主要包括:第一,因为早亡而丧失的未来收益的净现值;第二,因为疾病而丧失的工作时间;第三,花费在治疗上的成本。

5.有助于充分利用我国丰富的中医药资源

据统计,全球植物药以每年10%的比例递增,随着频繁的国际交流,中医药理论越来越为广大的世界各国人民所接受,显示出广阔的对外服务前景,中医药医疗、教育、保健在全球将形成一种新型产业,为健康产业的发展注入新的活力。如果中国能够充分发挥自身在健康服务领域的竞争优势,积极创造良好的政策环境支持健康服务业的发展,抢占先机形成世界性的企业,那么就将在世界经济竞争中获得新的优势地位,不断增强国家的竞争力。

6.健康服务业的发展关乎民生与民心,关乎民族的前途未来与社会和谐,具有极大的社会功能

随着人们生活水平的提高,健康已经成为社会生活的热点问题。对于个人来说,健康是1,其他的都是零;对于社会来说,如果绝大多数人都处在亚健康或不健康状态,那么社会就会成为一个病态社会。因此,健康服务业不仅关乎经济的发展,还关乎民生,关乎民心,关乎民族的前途和未来。

## 二、健康服务业的发展

### (一)发达国家健康服务业发展简况

1.医疗服务业发展

过去10年,美国医疗服务业总就业人口增加了76.6%,其中增长最快的是"家庭及社会保健服务"人员,增长率为275%。目前,美国1/7的成年人从事健康产业,医疗服务业占到了美国经济的17%以上。

加拿大、日本等国的健康服务业增加值占GDP增加值的比重也超过了10%。世界上每个国家医疗服务业的增长速度几乎均超过了本国的GDP增速。

德国医疗服务业占国内生产总值的 10%,在国内行业生产总值排名中居第五位,劳动人口占就业人口总数的 13%。

**2. 健康管理与促进服务业发展**

健康管理作为一个行业及学科,最早出现于 20 世纪 50 年代的美国。

1969 年,美国联邦政府出台了将健康管理纳入国家医疗保健计划的政策。1973 年,美国政府正式通过了《健康维护法案》,特许健康管理机构设立关卡,限制医疗服务,以控制不断上升的医疗支出。1978 年,美国密歇根大学成立了健康管理研究中心,旨在研究生活方式行为及其对人一生健康、生活质量、生命活力和医疗卫生使用情况的影响。如今,健康管理机构也统称为"管理式医疗(managed care)保险制度"。

英国医疗健康管理服务主要由国家健康服务体系(National Health Service,NHS)主导。以国家税收和国家保障体系为来源的公共基金为所有国民提供全套的医疗服务。商业健康保险主要客户为收入较高人群。英国私营的 BUPA(英国有远见者联合会)是国际性的医疗及保健、保险组织。

**3. 健康保险服务业发展**

由于受 1929 年经济危机的影响,住院患者减少,美国达拉斯市的贝勒大学(Baylor University)医院首创对医院费用实行预付方式,亦即蓝十字医疗保险。

美国在自由诊疗的基础上建立了各种形式的医疗保险制度。1965 年约翰逊(L. B. Johnson)总统在全国范围内实施以老年人为对象的医疗照顾制度(medicare)和以贫困者为对象的医疗补偿制度(medicaid),从而开始进入美国医疗制度的大变革时期。

2010 年 3 月,美国国会通过了奥巴马政府医疗改革方案。根据这一新的改革措施,未来 10 年内美国将花费 1.1 万亿美元,把医疗保险的对象扩大 3600 万人。

**4. 健康服务相关支撑产业发展**

美国从实施"健康美国 2010 项目活动"开始,就积极推动健身运动,并于 2008 年颁布了《健康运动指南》。自 2009 年以来,美国营养健康产业市场份额一直以 5% 左右的速度增长。日本于 2000 年通过"21 世纪全民健康促进运动",发布"2006 年健康促进之健身活动指导",实施"专门健康体检制度"及"特定健康指导制度"。英国于 2000 年后制定了健身活动策略。加拿大目前正在实施一项"全政府"活动——"现在行动",探索通过全政府操作的健康促进活动来控制健康关键风险因素。芬兰的成人健康促进项目已实施了 25 年,其中的特色健身活动就是温泉和芬兰浴。

**(二)中国健康服务业发展简况**

**1. 医疗服务业发展**

1950 年 8 月,在北京召开了全国卫生会议,确定了我国卫生工作"面向工农兵,预防为主,团结中西医"的三大方针。1996 年,国务院会议讨论通过了《中共中央、国务院关于卫生改革与发展的决定》(以下简称《决定》),明确指出新时期卫生工作的方针是:以农村为主,预防为主,中西医并重,依靠科技和教育,动员全社会参与,为人民健康服务,为社会主义现代化服务。我国积极与世界卫生组织合作,引进和完善初级卫生保健的理论和技术。

2009 年,中共中央、国务院向社会公布了《关于深化医药卫生体制改革的意见》(以下简称《意见》）。《意见》提出了"有效减轻居民就医费用负担、切实缓解'看病难、看病贵'"的近期目标，以及"建立健全覆盖城乡居民的基本医疗卫生制度，为群众提供安全、有效、方便、价廉的医疗卫生服务"的长远目标。

2. 健康管理与促进服务业发展

纵观我国健康体检及健康管理机构的发展可大体分为三个阶段：开始的十年处于初级阶段，服务概念为松散型；在发展中期，提出健康体检中心概念，开展体检后健康咨询服务；后期为健康产业快速发展时期，健康机构扩大，涉及民营医疗机构和社会团体等。

3. 医疗保险服务业发展

从改革开放到现在，中国医疗保险制度完成了从公费、劳保医疗等福利性医疗保障制度到基本医疗制度的历史性转变。同时，新型农村合作医疗制度的实施，保障了广大农民的医疗服务需求，加强了社会公平性。

4. 健康服务相关支撑产业发展

改革开放以来，随着人民生活水平的不断提高，对保健品的需要日益增多。20世纪80年代至1995年年初，是保健品行业的第一个高速发展时期。从1995年到1998年，保健品行业经历了一个漫长的低谷期，企业数量和销售额大幅度减少，2003年一场突如其来的"非典"，在给老百姓带来惶恐的同时，也使健康市场异常红火，并使我国保健品市场在多年连续下跌的情况下，奇迹般地创造了保健品市场份额大幅度提升的神话。

近20年来，我国保健品消费年增长为15%～30%，远远高于发达国家13%的年增长率。在未来，营养健康品将成为我国健康服务业的巨大增长点，随着我国老龄化的到来，营养保健市场将有很大增长空间。

健身娱乐是健康服务业的新亮点，随着人民生活水平的提高，以及"黄金周"、双休日的出现，旅游、健身、娱乐等逐渐发展，由体育健身带动的健康相关产业发展潜力巨大。

## 三、中国健康服务业发展前景

《意见》强调，要在切实保障人民群众基本医疗卫生服务需求的基础上，充分调动社会力量的积极性和创造性，着力扩大供给、创新发展模式、提高消费能力，促进基本和非基本健康服务协调发展。力争到2020年，基本建立覆盖全生命周期、内涵丰富、结构合理的健康服务业体系，健康服务业总规模达到8万亿元以上。

### （一）大力发展医疗服务

《意见》强调：医疗服务能力大幅提升，医疗卫生服务体系更加完善，形成多元办医格局，优化医疗服务资源配置，康复、护理等服务业快速增长，各类医疗卫生机构服务质量进一步提升。大力扶持和发展非公立医疗机构，鼓励社会资本举办非营利性医疗机构、提供基本医疗卫生服务，对这类主体的上下游产业链项目，优先按相关产业政策给予扶持。

### （二）健康管理与促进服务水平明显提高

健康管理与促进的内涵非常丰富，与医疗服务、公共卫生紧密相关，建立健康导向型医疗保健服务体系，使预防、保健、疾病控制、康复、慢性病管理融为一体、有机整

笔记

合。大力发展健康服务业,推进医疗机构与养老机构等加强合作。在养老服务中充分融入健康理念,加强医疗卫生服务支撑;全面发展中医药医疗保健服务;发展健康体检与健康咨询等健康服务;发展全民体育健身;支持健康知识传播机构发展,培育健康文化产业。鼓励有条件的地区面向国际国内市场,整合当地优势医疗资源、中医药等特色养生保健资源、绿色生态旅游资源,发展养生、体育和医疗健康旅游等多样化健康服务。

**(三)健康保险服务进一步完善**

商业健康保险产品更加丰富,参保人数大幅度增加,商业健康保险支出占卫生总费用的比重大幅提高,形成较为完善的健康保险机制。积极发展健康保险,建立和完善"健康保险＋健康管理"的专业化经营模式。

**(四)健康服务相关支撑产业规模显著扩大**

健康服务相关支撑产业包括药品、医疗器械、康复辅助器具、保健用品、健身产品等,产业链长,涉及面广,规模显著。支持自主知识产权的药品、医疗器械和其他相关健康产品的研发制造和应用。大力发展第三方服务,如医学检验中心、影像中心、医疗服务评价、健康管理服务评价、健康市场调查和咨询服务等。支持发展健康服务产业集群,鼓励各地结合本地实际和特色优势,合理定位,科学规划。

## 导入案例评析

### 案例1和案例2

1. 请分析养老社区建设对健康服务业发展的意义。

人口老龄化问题是当今世界各国普遍关注的重大社会、经济问题,也是21世纪我国社会、经济和人口发展的一个重要战略问题。同时,家庭化养老模式日趋萎缩,无法满足日益增长的养老需求,而具有社会福利性质的养老机构也暴露出诸多问题。在建设"和谐社会"的过程和全面推进建设小康社会的进程中,老年人的生活更加受到人们的关注,如何使老年人"老有所养、老有所为、老有所学、老有所乐"是当今社会需要切实关注和解决的问题。

养老社区中老年护理、老年医疗、饮食营养等服务内容属于医疗服务,老年心理干预、园区设计、老年社交、老年健康知识普及等属于健康促进和健康管理范畴,养老社区需要配备的紧急救护系统、无障碍设施等属于健康服务支撑性产业,同时老年人的健康状况和慢性病发病情况又涉及医疗保险领域。养老社区建设涉及健康服务业的各个领域。

所以,开展养老社区建设,在养老服务中融入健康理念,发展社区健康养老服务既可以有效解决我国老龄化问题,又有利于与医疗机构和养老机构之间形成功能互补、安全便捷的健康养老服务网络,全面带动健康服务业的发展。

**2.××人寿作为保险企业,为什么要涉足养老社区建设?**

中国老龄化问题日益严峻,这也催生了老龄产业的快速发展。老龄产业的一个核心问题就是养老社区建设问题。目前,我国社会养老体系建设相对滞后,养老床位严重短缺。随着独生子女这一代的成长、观念的转变,养老床位的需求会与日俱增,而单纯靠政府养老和居家养老难以满足需求。因此,综合养老社区需求逐渐旺盛,而养老社区投资回收周期长、资金投入需要量大且可持续的特点,给存量资金雄厚的保险公司带来了契机。

养老社区的优势有很多方面。从资金运用角度看,养老社区只要经营得当,会形成长期稳定的回报,并且受经济周期波动的影响几乎没有,符合寿险行业资金运用的需求。

从产业链看,养老社区向上衔接医疗保险、护理保险和养老保险等产品,推动保险产品的创新;同时还能带动下游的老年医学、护理服务、老年科技产品等产业,能够极大地延伸和扩展寿险产业链,有效整合关联产业。

全面的养老应该由居住、服务和保障三部分组成,缺一不可。目前,我国社会保障体系的特点是政府主导、低水平、广覆盖。商业养老保障体系能够以最低的成本创造最高的经济效益和社会效益,帮助解决公共医疗成本和相关社会开支。

纯粹由子女赡养、社会保障养老、养老社区是社会发展不同阶段的三个层次。与前两个层次相比,养老社区无疑是一种更有尊严的养老方式。

**3.养老社区作为健康服务业的主要内容,目前需要解决的问题有哪些?**

养老社区在我国仍处于初级阶段,从目前的经验来看主要存在如下问题:

第一,养老社区的功能还不完善。目前养老社区在开发建设之初都宣传和承诺自己的服务,但是配套的服务以及紧急救护还比较缺乏。入住人群的特殊性,要求社区有更加完善的物业服务、医疗服务、护理服务和健康管理服务,但目前这些服务的技术标准和相关法律规定并不完善。

第二,难以满足生命全程关怀的需要。目前我国失能老年人的比例在迅速上升,意味着老年人日常专业化长期照料和护理服务需求的增加。目前的养老社区大多定位为服务健康老人,能够为半自理或失能老人提供服务的养老社区非常少,即使可以提供,能力与设施也十分有限,服务人员素质也不高。

第三,养老社区发展需加大政府政策支持。我国各级政府出台的优惠政策都是针对非营利性养老机构,还没有任何具体的政策能够对营利性养老社区的开发经营过程提供支持。如在用地政策上,非营利性养老机构可采用划拨或协议出让的方式供地,而营利性养老社区则大多只能以旅游地产、工业地产的名义变相拿地。另外,养老社区建筑规划密度低,需要医疗、文化等配套设施,土地需求量大,因此,远郊产业园的模式几乎成为目前大型养老地产项目的唯一选择。许多养老社区都是小产权房,不能交易,制约了对养老社区的投资和消费热情。

笔记

**能力和知识拓展**

## 国务院关于促进健康服务业发展的若干意见(节选)

国发〔2013〕40号

### 一、总体要求

**(二)基本原则。**

坚持以人为本、统筹推进。把提升全民健康素质和水平作为健康服务业发展的根本出发点、落脚点,切实维护人民群众健康权益。区分基本和非基本健康服务,实现两者协调发展。统筹城乡、区域健康服务资源配置,促进均衡发展。

坚持政府引导、市场驱动。强化政府在制度建设、规划和政策制定及监管等方面的职责。发挥市场在资源配置中的基础性作用,激发社会活力,不断增加健康服务供给,提高服务质量和效率。

坚持深化改革、创新发展。强化科技支撑,拓展服务范围,鼓励发展新型业态,提升健康服务规范化、专业化水平,建立符合国情、可持续发展的健康服务业体制机制。

**(三)发展目标。**

到2020年,基本建立覆盖全生命周期、内涵丰富、结构合理的健康服务业体系,打造一批知名品牌和良性循环的健康服务产业集群,并形成一定的国际竞争力,基本满足广大人民群众的健康服务需求。健康服务业总规模达到8万亿元以上,成为推动经济社会持续发展的重要力量。

——医疗服务能力大幅提升。形成以非营利性医疗机构为主体、营利性医疗机构为补充,公立医疗机构为主导、非公立医疗机构共同发展的多元办医格局。

——健康管理与促进服务水平明显提高。中医医疗保健、健康养老以及健康体检、咨询管理、体质测定、体育健身、医疗保健旅游等多样化健康服务得到较大发展。

——健康保险服务进一步完善。商业健康保险产品更加丰富,参保人数大幅增加,商业健康保险支出占卫生总费用的比重大幅提高,形成较为完善的健康保险机制。

——健康服务相关支撑产业规模显著扩大。药品、医疗器械、康复辅助器具、保健用品、健身产品等研发制造技术水平有较大提升,具有自主知识产权产品的市场占有率大幅提升,相关流通行业有序发展。

——健康服务业发展环境不断优化。健康服务业政策和法规体系建立健全,行业规范、标准更加科学完善,行业管理和监督更加有效,人民群众健康意识和素养明显提高,形成全社会参与、支持健康服务业发展的良好环境。

### 二、主要任务

**(一)大力发展医疗服务。**

加快形成多元办医格局。坚持公立医疗机构面向城乡居民提供基本医疗服务的主

笔记

导地位。同时,鼓励企业、慈善机构、基金会、商业保险机构等以出资新建、参与改制、托管、公办民营等多种形式投资医疗服务业。大力支持社会资本举办非营利性医疗机构、提供基本医疗卫生服务。进一步放宽中外合资、合作办医条件,逐步扩大具备条件的境外资本设立独资医疗机构试点。

优化医疗服务资源配置。国家确定部分地区进行公立医院改制试点。引导非公立医疗机构向高水平、规模化方向发展,鼓励发展专业性医院管理集团。推动医疗机构间检查结果互认。促进优质资源向贫困地区和农村延伸。合理布局、积极发展康复医院、老年病医院、护理院、临终关怀医院等医疗机构。

推动发展专业、规范的护理服务。推进临床护理服务价格调整。强化临床护理岗位责任管理,建立稳定护理人员队伍的长效机制。鼓励发展康复护理、老年护理、家庭护理等适应不同人群需要的护理服务,提高规范化服务水平。

**(二)加快发展健康养老服务。**

推进医疗机构与养老机构等加强合作。协同做好老年人慢性病管理和康复护理。各地要统筹医疗服务与养老服务资源,合理布局养老机构与老年病医院、老年护理院、康复疗养机构等,形成规模适宜、功能互补、安全便捷的健康养老服务网络。

发展社区健康养老服务。提高社区为老年人提供日常护理、慢性病管理、康复、健康教育和咨询、中医保健等服务的能力,鼓励医疗机构将护理服务延伸至居民家庭。鼓励发展日间照料、全托、半托等多种形式的老年人照料服务,逐步丰富和完善服务内容,做好上门巡诊等健康延伸服务。

**(三)积极发展健康保险。**

丰富商业健康保险产品。鼓励发展与基本医疗保险相衔接的商业健康保险。积极开发长期护理商业险以及与健康管理、养老等服务相关的商业健康保险产品。

发展多样化健康保险服务。建立商业保险公司与医疗、体检、护理等机构合作的机制,为参保人提供健康风险评估、健康风险干预等服务,并在此基础上探索健康管理组织等新型组织形式。鼓励以政府购买服务的方式委托具有资质的商业保险机构开展各类医疗保险经办服务。

**(四)全面发展中医药医疗保健服务。**

提升中医健康服务能力。充分发挥中医医疗预防保健特色优势,提升基层中医药服务能力,力争使所有社区卫生服务机构、乡镇卫生院和70%的村卫生室具备中医药服务能力。推动医疗机构开展中医医疗预防保健服务,鼓励零售药店提供中医坐堂诊疗服务。开发中医诊疗、中医药养生保健仪器设备。

推广科学规范的中医保健知识及产品。加强药食同用中药材的种植及产品研发与应用,开发适合当地环境和生活习惯的保健养生产品。宣传普及中医药养生保健知识,推广科学有效的中医药养生、保健服务,鼓励有资质的中医师在养生保健机构提供保健咨询和调理等服务。鼓励和扶持优秀的中医药机构到境外开办中医医院、连锁诊所等,培育国际知名的中医药品牌和服务机构。

笔记

**（五）支持发展多样化健康服务。**

发展健康体检、咨询等健康服务。推进全科医生服务模式和激励机制改革试点，探索面向居民家庭的签约服务。大力开展健康咨询和疾病预防，促进以治疗为主转向预防为主。

发展全民体育健身。到 2020 年，80% 以上的市（地）、县（市、区）建有"全民健身活动中心"，70% 以上的街道（乡镇）、社区（行政村）建有便捷、实用的体育健身设施。推动体育场馆、学校体育设施等向社会开放。支持和引导社会力量参与体育场馆的建设和运营管理。鼓励发展多种形式的体育健身俱乐部和体育健身组织。

发展健康文化和旅游。支持健康知识传播机构发展，培育健康文化产业。鼓励有条件的地区面向国际国内市场，整合当地优势医疗资源、中医药等特色养生保健资源、绿色生态旅游资源，发展养生、体育和医疗健康旅游。

**（六）培育健康服务业相关支撑产业。**

支持自主知识产权药品、医疗器械和其他相关健康产品的研发制造和应用。大力发展第三方服务。支持发展健康服务产业集群。通过加大科技支撑、深化行政审批制度改革、产业政策引导等综合措施，培育一批医疗、药品、医疗器械、中医药等重点产业，打造一批具有国际影响力的知名品牌。

**（七）健全人力资源保障机制。**

加大人才培养和职业培训力度。支持高等院校和中等职业学校开设健康服务业相关学科专业，引导有关高校合理确定相关专业人才培养规模。鼓励社会资本举办职业院校，规范并加快培养护士、养老护理员、营养师、健康管理师等从业人员。建立健全健康服务业从业人员继续教育制度。各地要把发展健康服务业与落实各项就业创业扶持政策紧密结合起来，充分发挥健康服务业吸纳就业的作用。

促进人才流动。探索公立医疗机构与非公立医疗机构在技术和人才等方面的合作机制，对非公立医疗机构的人才培养、培训和进修等给予支持。在养老机构服务的具有执业资格的医护人员，在职称评定、专业技术培训和继续医学教育等方面，享有与医疗机构医护人员同等待遇。深入实施医药卫生领域人才项目，吸引高层次医疗卫生人才回国服务。

**实训与指导**

**（一）实训目标**

1. 检验对健康服务业的概念、范围、特征及意义等基本知识的理解和掌握程度。

2. 训练理论结合实际的案例分析能力，检索与本案例相关的文献资料的能力，归纳、总结、提炼关键问题等基本能力。

**（二）实训内容与形式**

根据以下材料进行案例分析。

纽约的健康服务业在就业方面既是最大的容纳产业，又是就业增长的稳定器。一方

笔记

面,从就业人员的总量来看,在纽约市私有部门的就业人数统计(除去政府部门)中,健康产业位于第一。2007年,纽约市健康产业大约共有60万从业人员,占纽约市从业人员总数的24.3%,健康产业从业人员收入达到264亿美元。另一方面,从就业结构的调整趋势来看,健康服务业在大环境起起落落的状态下保持着良好的增长势头,就业人数从2002年的56.3万人增长到2007年的60.9万人,上升了8.3%,是就业人数增长最多的行业,而同期整个纽约市的就业人数仅增长4.6%,制造业就业人数更是下降了29.3%,显示出健康服务业作为新兴龙头产业的迅猛增长势头。另外,纽约的健康服务业在收入方面增长很快。2007年,纽约市健康服务业收入达到625亿美元,比2002年增长了30.5%。

纽约是美国最大的城市,人口820万人,是多元文化、多个种族汇集的国际大都市,既有大量高收入的资产阶级、中产阶层,又有相当数量的城市贫民。从2010年的人口构成看,家庭年收入在2.5万~10万美元的中产阶级占全部人口的50.5%,年收入10万美元以上的高收入阶层占27.1%,还有7.2%左右的家庭收入低于1万美元的贫困人口。这样的人口结构相应地需要多层次的健康服务供给与之相匹配:对数量众多、拥有较强支付能力的中产及高收入阶层,提供个性化、定制化的流动健康医疗服务;对低收入阶层,80家非营利性医院根据《医院财政救助法》(HFAL)的规定,有义务提供慈善医疗救助;随着二战后出生的婴儿逐渐步入老年,纽约也面临着老龄化问题,对各种护理设施的需求不断高涨,与之相适应,2002年纽约护理与居民照料设施比1996年增加了41.9%,2007年比2002年又增加了10%。诸多的医生办公室、家庭和社区健康服务机构在数量上已经与医院相当,在就业的吸收容量上甚至超过了医院。而且从趋势看,越来越多的就业人员从大医院转向诊所、家庭护理、保健机构,从公立卫生保健服务部门转向私立卫生保健服务部门。

纽约市共有26家教学医院,其中不乏全美著名的纽约长老会医院、纽约大学医学中心、纽约州立大学医学中心、Beth Israel医学中心等;同时,聚集了纽约大学、纽约州立大学、哥伦比亚大学内外科学院、康乃尔大学Weill医学院等高水平大学研究机构。研究机构、教学医院的集聚保证了纽约健康服务业的人才培养,促进了纽约健康服务业的发展。

(案例来源:吴晓隽,车春鹏,高汝熹.大都市健康服务业的产业结构与生态初探——基于纽约、波士顿的案例研究[J].卫生经济研究,2014(8):18-23.)

请思考并回答下列问题:

1.纽约健康服务业的特点是什么?

2.该健康产业模式对我国健康服务业的发展有哪些启示?

**(三)实训要求与考核**

1.分组或独立完成。如果以分组形式完成,应当对案例分析过程实行任务分解,即分别以1名同学为主分段承担资料查找、案例分析和归纳总结、撰写书面报告等工作。研究过程应当在充分发挥所有成员同学主动性、积极性的基础上实现同学间的互助、交流和协作。

2.提交书面报告。要求:(1)列出作为案例分析的主要依据;(2)分析部分的字数在2000字左右,要求观点明确、说理清楚,既要讲清楚作为理由和依据的基本知识或法律

笔记

政策规定,更要针对案例事实进行分析并得出明确的结论。

3.分组完成的案例分析报告由组长根据小组成员在参与资料查找、小组讨论、案例分析、报告撰写等过程中的贡献度进行初步评分,最后由老师根据评分规则打分。独立完成的案例分析报告由老师根据评分规则打分。

**(四)实训书面记录或作业**

## 案例分析报告

根据实训材料,请回答以下问题

1.纽约健康服务业的特点是什么?

_____

_____

_____

_____

2.该健康产业模式对我国健康服务业的发展有哪些启示?

_____

_____

_____

_____

(沈　歆　唐世琪)

笔记